中医历代名家学术研究丛书

主编 潘桂娟

Academic Research Series of Famous
Doctors of Traditional Chinese
Medicine through the Ages

"十三五"国家重点图书出版规划项目

杜松 编著

朱丹溪

中国中医药出版社

·北 京·

图书在版编目（CIP）数据

中医历代名家学术研究丛书 . 朱丹溪 / 潘桂娟主编；杜松编著 .
—北京：中国中医药出版社，2017.9
ISBN 978-7-5132-3666-9

Ⅰ . ①中… Ⅱ . ①潘…②杜… Ⅲ . ①中医学—临床医学—
经验—中国—元代 Ⅳ . ① R249.1

中国版本图书馆 CIP 数据核字（2016）第 238989 号

中国中医药出版社出版

北京市朝阳区北三环东路 28 号易亨大厦 16 层
邮政编码　100013
传真　010 64405750
河北新华第二印刷有限责任公司印刷
各地新华书店经销

开本 880×1230　1/32　印张 7.5　字数 192 千字
2017 年 9 月第 1 版　2017 年 9 月第 1 次印刷
书号　ISBN 978－7－5132－3666－9

定价　45.00 元
网址　www.cptcm.com

社 长 热 线　010-64405720
购 书 热 线　010-89535836
侵 权 打 假　010-64405753

微信服务号　zgzyycbs
微商城网址　https://kdt.im/LIdUGr
官方微博　http://e.weibo.com/cptcm
天猫旗舰店网址　https://zgzyycbs.tmall.com

如有印装质量问题请与本社出版部联系（010 64405510）

项目来源及国家重点图书出版计划

2005 年度国家"973"计划课题"中医理论体系框架结构与内涵研究"（编号：2005CB532503）

2009 年度科技部基础性工作专项重点项目"中医药古籍与方志的文献整理"（编号：2009FY120300）子课题"古代医家学术思想与诊疗经验研究"

2013 年度国家"973"计划项目"中医理论体系框架结构研究"（编号：2013CB532000）

国家中医药管理局重点研究室"中医理论体系结构与内涵研究室"建设规划

"十三五"国家重点图书、音像、电子出版物出版规划（医药卫生）

前言

中医理论肇始于《黄帝内经》《难经》，本草学探源于《神农本草经》，辨证论治及方剂学发轫于《伤寒杂病论》。在此基础上，历代医家结合自身的思考与实践，提出独具特色的真知灼见，不断革故鼎新，充实完善，使得中医药学具有系统的知识体系结构、丰富的原创理论内涵、显著的临床诊治疗效、深邃的中国哲学背景和特有的话语表达方式。历代医家本身就是"活"的学术载体，他们刻意研精，探微索隐，华叶递荣，日新其用。因此，中医药学发展的历史进程，始终呈现出一派继承不泥古、发扬不离宗的繁荣景象。

中国中医科学院中医基础理论研究所，自 2008 年起相继依托 2005 年度国家"973"计划课题"中医学理论体系框架结构与内涵研究"、2009 年度科技部基础性工作专项重点项目"中医药古籍与方志的文献整理"子课题"古代医家学术思想与诊疗经验研究"、2013 年度国家"973"计划项目"中医理论体系框架结构研究"，以及国家中医药管理局重点研究室"中医理论体系结构与内涵研究室"建设规划，联合北京中医药大学等 16 所高等院校及科研和医疗机构的专家、学者，选取历代具有代表性或学术特色突出的医家，系统地阐释与解析其代表性学术思想和诊疗经验，旨在发掘与传承、丰富与完善中医理论体系，为提升中医师理论水平和临床实践能力和水平提供参考和借鉴。本套丛书即是此系列研究阶段性成果总结而成。

综观历史，凡能称之为"大医"者，大都博览群书，学问淹博赅洽，集百家之言，成一家之长。因此，我们以每位医家独立成书，尽可能尊重原著，进行总结、提炼和阐发。此外，本丛书的另一个特点是，将医家特色学术观点与临床实践相印证，尽可能选择一些典型医案，用以说明理论的实践价值，便于临床施用。本丛书现已列入《"十三五"国家重点图书、音像、电子出版物出版规划》中的"医药卫生"重点图书出版计划，并将于"十三五"期间完成此项出版计划，拟收载历代 102 名中医名家，总字数约 1600 万。

丛书各分册作者，有中医基础学科和临床学科的资深专家、国家及行业重点学科带头人，也有中青年教师、科研人员和临床医师中的学术骨干，分别来自全国高等中医院校、科研机构和临床单位。从学科分布来看，涉及中医基础理论、中医各家学说、中医医史文献、中医经典及中医临床基础、中医临床各学科。全体作者以对中医药事业的拳拳之心，共同努力和无私奉献，历经数年成就了这份艰巨的工作，以实际行动切实履行了传承、运用、发展中医药学术的重大使命。

在完成上述科研项目及丛书撰写、统稿与审订的过程中，研究团队暨编委会和审订委员会全体成员，精益求精之心始终如一。在上述科研项目负责人、丛书总主编、中国中医科学院中医基础理论研究所潘桂娟研究员主持下，由常务副主编张宇鹏副研究员、陈曦副研究员及各分题负责人——翟双庆教授、刘桂荣教授、郑洪新教授、邢玉瑞教授、钱会南教授、马淑然教授、文颖娟教授、陆翔教授、杨卫彬研究员、崔为教授、柳亚平副教授、江泳副教授、王静波博士等，以及医史文献专家张效霞副教授，分别承担或参与了团队的组织和协调，课题任务书和丛书编写体例的起草、修订和具体组织实施，各单位课题研究任务的落实和分册文稿编写和审订等工作。编委会还多次组织工作会议和继续教育项目培训，组织审订委员会专家复审和修订；最终由总主编逐册复审、修订、统稿并组织作者再次修订各分册文稿。自 2015 年 6 月开始，编委会将丛书各分册文稿陆续提交中国中医药出版社，拟于 2019 年 12 月之前按计划完成本套丛书的出版。

2016 年 3 月，国家中医药管理局颁布了《关于加强中医理论传承创新的若干意见》，指出"加强对传承脉络清晰、理论特色鲜明的古代医家的学术思想研究，深入研究中医对生命、健康与疾病认知理论，系统总结中医养生保健、防病治病理论精华，提升中医理论指导临床实践和产品研发的能力，切实传承中医生命观、健康观、疾病观和预防治疗观"。上述项目研究及丛书的编写，是研究团队对国家层面"加强中医理论传承与创新"号召的积极响应，体现了当代中医学人敢于担当的勇气和矢志不渝的追求！通过此项全国协作的系统工程，凝聚了中医医史、文献、理论、临床研究的专门人才，培育了一支专业化的学术队伍。

在此衷心感谢中国中医科学院及其所属中医基础理论

研究所、中医药信息研究所、研究生院，以及北京中医药大学、陕西中医药大学、山东中医药大学、云南中医学院、安徽中医药大学、辽宁中医药大学、浙江中医药大学、成都中医药大学、湖南中医药大学、长春中医药大学、黑龙江中医药大学、南京中医药大学、河北中医学院、贵阳中医药大学、中日友好医院等 16 家科研、教学、医疗单位，对此项工作的大力支持！衷心感谢中国中医药出版社有关领导及华中健编审、伊丽萦博士及全体编校人员对丛书编写及出版的大力支持！

本丛书即将付梓之际，百余名作者感慨万千！希望广大读者透过本丛书，能够概要纵览中医药学术发展之历史脉络，撷取中医理论之精华，传承千载临床之经验，为中医药学术的振兴和人类卫生保健事业做出应有的贡献！

由于种种原因，书中难免有疏漏之处，敬请读者不吝批评指正，以促进本丛书不断修订和完善，共同推进中医药学术的继承与发扬！

《中医历代名家学术研究丛书》编委会

2016 年 9 月

凡
例

一、本套丛书选取的医家，均为历代具有代表性或特色学术思想与临床经验的名家，包括汉代至晋唐医家 6 名、宋金元医家 18 名、明代医家 25 名、清代医家 46 名、民国医家 7 名，总计 102 名。每位医家独立成册，旨在对医家学术思想与诊疗经验等内容进行较为详尽的总结阐发，并进行精要论述。

二、丛书的编写，本着历史、文献、理论研究有机结合的原则，全面解读、系统梳理和深入研究医家原著，适当参考古今有关该医家的各类文献资料，对医家学术思想和诊疗经验，加以发掘、梳理、提炼、升华、概括，将其中具有理论意义、实践价值的独特内容阐发出来。

三、丛书在总体框架上，要求结构合理、层次清晰；在内容阐述上，要求概念正确、表述规范，持论公允、论证充分，观点明确、言之有据；在分册体量上，鉴于每个医家的具体情况不同，总体要求控制在 10 万～20 万字。

四、丛书每一分册的正文结构，分为"生平概述""著作简介""学术思想""临证经验"与"后世影响"五个独立的内容范畴。各分册将拟论述的内容按照逻辑与次序，分门别类地纳入以上五个内容范畴之中。

五、"生平概述"部分，主要包括医家姓名字号、生卒年代、籍贯等基本信息，时代背景、从医经历以及相关问题的考辨等。

六、"著作简介"部分，逐一介绍医家的著作名称（包括现存、已经亡佚又经后人辑复的著作）、卷数、成书年代、主要内容、学术价值等。

七、"学术思想"部分，分为"学术渊源"与"学术特色"两部分进行论述。前者重在阐述医家之家传、师承、私淑（中医经典或前代医家思想对其影响）关系，重点发掘医家学术思想的历史传承与学术渊源；后者主要从独特的学术见解、学术成就、学术特点等方面，总结医家的主要学术思想特色。

八、"临证经验"部分，重点考察和论述医家学术著作中的医案、医论、医话，并有选择地收集历代杂文笔记、地方志等材料，从中提炼整理医家临床诊疗的思路与特色，发掘、总结其独到的诊治方法。此外，还根据医家不同情况，以适当方式选录部分反映医家学术思想与临证特色的医案。

九、"后世影响"部分，主要包括"学术影响与历代评价""学派传承（学术传承）""后世发挥"和"国外流传"等内容。其中，对医家的总体评价，重视和体现学术界共识和主流观点，在此基础上，有理有据地阐明新见解。

十、附以"参考文献"，标示引用著作名称及版本。同时，分册编写过程中涉及的期刊与学位论文，以及未经引用但能体现一定研究水准的期刊与学位论文也一并列出，以充分体现对该医家研究的整体状况。

十一、附以丛书全部医家名录，依照年代时间先后排列，以便查检。

十二、丛书正文标点符号使用，依据《中华人民共和国国家标准标点符号用法》（GB/T 15834–2011）。医家原书中出现的俗字、异体字等一律改为简化正体字，个别不能对应简化字的繁体字酌予保留。

《中医历代名家学术研究丛书》编委会

2016 年 9 月

内容提要

朱丹溪，名震亨，字彦修，号丹溪。生于元至元十八年（1281），卒于至正十八年（1358）。义乌（今浙江义乌市）赤岸镇人。著名医家，滋阴学派的创始人，后世将其与刘完素、张从正、李东垣并称"金元四大家"。著有《格致余论》《局方发挥》《丹溪心法》《金匮钩玄》等。朱丹溪援理入医，提出"阳有余阴不足论"和"相火论"；将气、血、痰、郁作为临床辨证的纲领。朱丹溪之后受众者甚广，其医学理论和临床经验不仅对明清医学的发展产生了深刻的影响，而且促进了日本江户时代汉医后世派的形成与发展。本书内容包括朱丹溪的生平概述、著作介绍、学术思想、临证经验及后世影响等。

朱丹溪，名震亨，字彦修，号丹溪。生于元至元十八年（1281），卒于至正十八年（1358）。义乌（今浙江义乌市）赤岸镇人。著名医家，滋阴学派的创始人，后世将其与刘完素、张从正、李东垣并称"金元四大家"。著有《格致余论》《局方发挥》《丹溪心法》《金匮钩玄》等。朱丹溪援理入医，提出"阳有余阴不足论"和"相火论"；以气、血、痰、郁作为临床辨证的纲领。朱丹溪之后，受众者甚广，其医学理论和临床经验不仅对明清医学的发展产生了深刻的影响，而且促进了日本江户时代汉医后世派的形成与发展。

关于朱丹溪学术的研究，经中国知网（CNKI）、万方数据库、维普数据库等检索，自20世纪50年代至今，共有期刊论文290余篇、学位论文8篇、研究专著3部。研究内容主要涉及以下几个方面：一是从医史文献角度，考证朱丹溪的生平、学术渊源、著作版本、弟子谱系等；二是从理论角度，研究朱丹溪的学术思想，如"阳有余阴不足论""相火论"，及养生理论、哲学思想等；三是就内科、妇科、儿科某些疾病，总结朱丹溪的临证经验及诊疗规律，以及朱丹溪所创方药在后世临床的运用等。其中病证以"痰证""六郁""中风""眩晕"等的研究最为集中，也是朱丹溪诊治杂病最有特色的几个方面。研究性专著主要侧重于对朱丹溪学术思想的总结，如刘时觉的《丹溪学研究》、章真如的《朱丹溪学术考论》、中国中医科学院广安门医院组织编写的《倡导养阴的朱丹溪》等。此外，朱丹溪现存著作的校注，已有多种校注本出版。上述文献为本次整理研究奠定了良好的基础，提供了有益的参考。

本次整理研究，在既往基础上充分收集与朱丹溪相关的传记、年谱、轶事、医话、医案等文献资料，从不同角度、不同层面加以充分挖掘，旨在全面展现朱丹溪的生平及时代背景，分析影响朱丹溪学术思想形成的主要因素，深入阐述朱丹溪的主要学术观点、临证经验，以及朱丹溪学术思想对后世的影响等。

本书深入分析了朱丹溪学术思想中对后世具有深远影响的"阳有余阴不足论"和"相火论"，同时阐述了其"气血痰郁"学说和养生理论、对《局方》的评议等理论内容，并且从内、妇、儿科等具体疾病入手，具体总结朱丹溪基于"气血痰郁"理论诊治具体疾病的理、法、方、药，尽可能收集朱丹溪现存医案并深入分析。此外，本书还概要论述了丹溪学派的形成，丹溪学派传人对朱丹溪学术思想的传承和发展，朱丹溪学术思想对后世内科学、妇科学、儿科学、温病学发展的影响，朱丹溪学术思想在国外的传播等，以供学者研究参考和临床借鉴。本书内容对于研究朱丹溪学术思想及中医学术的发展历史，可提供有益的参考。

本次整理研究，所依据的朱丹溪著作版本为人民卫生出版社 2006 年出版的《丹溪心法》《格致余论》《金匮钩玄》《局方发挥》，以及中国中医药出版社 2008 年出版的《脉因证治》，同时还参考了中国中医药出版社 2005 年出版的《朱丹溪医学全书》、人民卫生出版社 1993 年出版的《丹溪医集》等。

在此，对参考文献作者及支持本项研究的各位同仁表示衷心的感谢！

中国中医科学院中医基础理论研究所　杜松

2015 年 6 月

目录

朱丹溪

生平概述

朱丹溪，名震亨，字彦修，号丹溪。生于元至元十八年（1281），卒于元至正十八年（1358）。元代义乌（今浙江义乌市）赤岸镇人，元代著名医家，滋阴学派的创始人。后世将其与刘完素、张从正、李东垣并称"金元四大家"。著有《格致余论》《局方发挥》《伤寒论辨》《外科精要发挥》《丹溪心法》《金匮钩玄》《素问纠略》《本草衍义补遗》等。朱丹溪医德高尚，学术精湛，学养丰富；先师从名儒许谦学习理学，后师从刘河间之再传弟子罗知悌，尽得真传。其援理入医，提出"阳有余阴不足论"和"相火论"，批评滥用《局方》之弊；倡导辨证论治，将"气血痰郁"作为临床辨证的纲领。同时，朱丹溪为金元四大家中最晚出者，其好友戴九灵在《丹溪翁传》中谈道："乃以三家（刘、李、张）之论，去其短而用其长。"朱丹溪之后受众者甚广，形成了丹溪学派，并尊其为"滋阴派"的创始人。其医学理论和临床经验经久而不衰，不仅对明清医学的发展产生了深刻影响，而且促进了日本江户时代汉医后世派的形成与发展。

一、时代背景

（一）社会背景

北宋时期施行文人治国，讲究思想一统，奉行儒家政治。宋代理学以儒为基，援引道、释之说，不论是其治学之风，或者是某些具体哲学思想和方法，对同时期或其后的医家都产生了深刻的影响。而且，受朝代更替、连年战乱等影响，从北宋到南宋，儒家学术内部进行了革新，从北宋后期始，官派医学墨守成规，趋于僵化，临床偏重验方和成方成药，而忽视理论研究。这时候北方战乱频繁，加上饥荒劳役、连年天灾，造成疫病丛生；还有因墨守成方，导致疾病失治误治者。在此背景下，医学界受儒学争鸣的影响，开始进行学术探讨与理论创新，产生了后世所称"寒凉派""攻下派""补土派""滋阴派"等不同医派。如清·纪昀在《四库全书总目提要》中所说："儒之门户分于宋，医之门户分于金元。"金元时代，医学进入"新兴肇兴"时期，学术争鸣之风大兴，不少医家提出新的见解和新的学说。

（二）医学背景

自宋·钱乙《小儿药证直诀》开始，至金元时期而学术争鸣之风大盛。这一时期，刘完素、李东垣、张从正、朱丹溪等见识卓越，代表了当时医学发展的高峰，也大大促进了后世中医学术的整体发展。

金元时期，刘完素的"火热论"、张子和的"攻下逐邪论"、李东垣的"脾胃论"、朱丹溪的"滋阴论"，都是力倡新学的杰出代表。朱丹溪是以上四家中最晚出的一家，故尤能集诸家之大成而有更多的发挥。朱丹溪的一生，几乎经历了元朝兴衰的整个过程。前期，社会较为安定，有利于其求学，从理学、医学等各方面充实自身的素养；后期，则社会动荡、疫病多发，但在这种环境下，恰恰有利于朱丹溪在医学实践中积累经验，并逐渐形成了自己独特的医学思想。朱丹溪所处的南方江浙地区，湿热为病较多。由于当时存在滥用《局方》而盲目温补之弊，故朱丹溪撰写《局方发挥》加以批评，才使医风为之一变。在上述背景下，朱丹溪集前贤之所长，结合自身的学养经历，进而形成了"丹溪学派"，深刻地影响了此后的中医学术发展。

《义乌县志》（1987年版）记载：朱丹溪是元代四大名医之一，与刘完素、张从正、李东垣等，合称"金元四大家"。《义乌县卫生志》（1986年版）记载：朱丹溪与陈无咎（黄溪人）、虞抟（华溪人）合称义乌医学

"三溪"。朱丹溪弟子众多，其中不乏名医名士，形成了丹溪学派，经久而不衰。

（三）家族背景

朱丹溪家族祖籍山东，西晋时迁居至浙江义乌赤岸镇，其后成为义乌朱氏望族，朱丹溪乃赤岸朱氏开山鼻祖朱汛后裔第34世孙，赤岸朱氏18派始祖朱禄后裔第14世孙。其家族人才辈出，官显于朝。据《赤岸朱氏宗谱》记载，南宋时，赤岸朱氏第18派赤岸支朱杞（朱禄11世孙，是朱丹溪的堂曾祖父），以子贵赠承直郎、婺州路总管府判官。生九子，有七子登科仕官，有"九子七登科"的美名，传扬后世。曾伯祖父朱杓（1202～1274），精于理学、医学，不事科举，一生救人无数，隐居著书立说，著有《卫生普济方》等书，重视医德，赠朝列大夫、同知台州路总管府事、骑都尉，追封沛郡伯。朱丹溪的曾祖父朱桂，仕迪功郎；祖父朱环，宋时乡贡进士；堂祖父叔麟，宋咸淳戊辰科进士，仕从事郎，奉国军节度推官，元时定海县尹、黄岩州同知，并精医，晚年以医济人。父朱元，母戚氏。其祖父辈以孝闻名乡里。朱丹溪的成长显然亦受家族影响。

二、生平纪略

元至元十八年（1281）农历十一月二十八日，朱丹溪诞生于义乌县赤岸镇。朱丹溪自幼天资聪慧，好学不倦，"受资爽朗，读书即了大义"，"自幼好学，日记千言"，又善作诗赋，受到长辈们的器重。

朱丹溪童年时，正逢朝代交替，元朝取代南宋，各地民众不堪压迫，纷纷反抗，处处战乱，兵祸不断，生灵涂炭。朱丹溪9岁时，即1289年三月初，台州杨镇龙在台州、东阳、玉山交界处起兵，建大兴国，率众十余万，攻东阳、义乌，浙东大震。十月，被浙东宣慰使史弼所镇压。朱丹溪家处义南赤岸村，兵乱中屡遭洗劫，房屋被烧毁，家中也被洗劫一空。不久，朱丹溪之家族又受到"资助杨镇龙"的牵连。当时史弼的镇压十分残酷，凡供词中牵涉到的，全家"必尽杀乃止"。此时，朱丹溪的父亲正患病卧床，幸仗姑母朱寿多方营救，才不致全家都蒙冤而作刀下之鬼。但从此之后，家境每况愈下，朝不保夕。兵乱、饥寒，时时刻刻侵袭着朱丹溪幼小的心灵。

元元贞元年（1295），朱丹溪的父亲朱元因病去世。朱丹溪和两个弟弟都尚且年幼，全家仅靠母亲戚氏一人支撑，"艰辛悲悴"，苦不堪言。戚氏教子有方，对其子"有恩且严"。一次，幼子"戏取人一鸡卵"，戚氏"笞而责还之"。朱丹溪的童年，就是在如此贫寒的生活和严格的家教中度过的。他既经历了艰辛的磨炼，又得到了母亲很好的教育和熏陶。

在逆境中成长的朱丹溪，性格豪迈，见义勇为。元大德四年（1300），朱丹溪年满20岁，时任义乌双林乡蜀山里里正。他刚正不阿，处处为民众着想，敢于拒抗官府的苛捐杂税，为抵制官府的苛敛而为民请命，因而深得民众的拥护，其名声也因此远近皆知，连官府都忌他三分。如：元大德六年（1302），朱丹溪22岁，"'包银'之令下，州县承之，急如星火，一里之间，不下数十姓，民莫敢与辩。"朱丹溪所辖之里，仅报富户二家。郡守召朱丹溪责问说："此非常法，君不爱头乎？"朱丹溪笑着回答说："守为官，头固当惜，民不爱也。此害将毒子孙，必欲多及，民愿倍输吾产当之。"郡守虽然发怒，但朱丹溪始终没有屈服。

从朱丹溪三十岁到四十六岁这期间，他对理学、医学进行了潜心的钻研，并援理入医，提出"阳有余阴不足论"和"相火论"，创立了"丹溪学派"，对后世医学发展产生了极其深远的影响，这一部分将在"从医经历"中详述。下列朱丹溪年谱，从中可以看出朱丹溪的人生轨迹。

朱丹溪年谱

元世祖至元十八年辛巳（1281），1岁，十一月二十八日，朱丹溪诞生于金华府义乌县赤岸镇。朱姓为当地之望族。

元世祖至元二十七年庚寅（1290），10岁，朱丹溪自幼好学，稍长，习举子业。

成宗元贞元年乙未（1295），15岁，父朱元病卒，家道中落。母戚氏教子有恩而严。

元成宗大德六年壬寅（1302），22岁，朱丹溪尚侠气，因包银之令为民请命。

元成宗大德七年癸卯（1303），23岁，长子嗣衍生。

元武宗至大三年庚戌（1310），30岁，朱丹溪有志于医，始读《素问》。

元仁宗皇庆二年癸丑（1313），33岁，朱丹溪继续攻医，学有所得。十一月，诏行科举。

元仁宗延祐元年甲寅（1314），34岁，八月，科举恢复。

元仁宗延祐二年乙卯（1315），35岁，朱丹溪治母病获愈。

元仁宗延祐三年丙辰（1316），36岁，朱丹溪赴东阳八华山，师事许谦，受朱熹之学。时许谦47岁，患病，鼓励朱丹溪学医。

元仁宗延祐四年丁巳（1317），37岁，八月，朱丹溪乡试失利。祖父朱环卒。

元仁宗延祐七年庚申（1320），40岁，朱丹溪再应乡试，仍失利，遂弃举子业，专志于医。重读《素问》，并矢力于公益。

元英宗至治元年辛酉（1321），41岁，朱丹溪为其师许谦治病，时许谦52岁。参与增修《宗谱》，并赋合谱诗。

元英宗至治二年壬戌（1322），42岁，三月，朱丹溪以"倒仓法"治愈许谦痼疾。

元英宗至治三年癸亥（1323），43岁，妻戚氏卒。从子嗣汜生。

元泰定帝泰定二年己丑（1325），45岁，朱丹溪外出千里求师。途经定城，始得观《素问玄机原病式》、李东垣方稿。夏，谒罗知悌于武林；秋，始得受业。时朱丹溪已有医名。

元泰定帝泰定三年丙寅（1326），46岁，朱丹溪继续学医，手抄李东垣方稿。罗知悌年事已高，赖其为辅。

元泰定帝泰定四年丁卯（1327），47岁，罗知悌卒，朱丹溪为之营葬，尽得其学归。

元文宗天历二年己巳（1329），49岁，宋濂20岁，与朱丹溪为忘年交。

元文宗至顺二年辛未（1331），51岁，朱丹溪主持修葺朱氏祠堂，作《牖铭并序》。

元惠宗元统元年癸酉（1333），53岁，八月，朱丹溪客居金华，治愈叶仪滞下危证。又为梅溪楼氏题像赞。

元惠宗至元二年丙子（1336），56岁，朱丹溪至浦江麟溪，为郑氏（浦阳郑太和）纂定家范。

元惠宗至元三年丁丑（1337），57岁，许谦疾革，朱丹溪侍侧。十月，谦卒。

元惠宗至元四年戊寅（1338），58岁，朱丹溪赴浦江九灵山，为戴士垚母治病。

元惠宗至正元年辛巳（1341），61岁，杜本著《敖氏伤寒金镜录》。本与罗知悌相友善，与丹溪有交往。

元惠宗至正二年壬午（1342），62岁，正月，朱丹溪主持更定族中祭礼完毕。

元惠宗至正三年癸未（1343），63岁，戴思恭受业于朱丹溪，时年20岁。

元惠宗至正四年甲申（1344），64岁，正月，邑间痘疮流行。夏，朱丹溪倡修蜀墅塘；秋，修筑祭田。

元惠宗至正五年乙酉（1345），65岁，十一月，蜀墅塘工竣，宋仁杰等请宋濂为记，并志朱丹溪之功。

元惠宗至正六年丙戌（1346），66岁，朱丹溪之母戚氏卒。

元惠宗至正七年（1347），67岁，朱丹溪撰《格致余论》成，特请宋濂题辞。

元惠宗至正十年庚寅（1350），70岁，朱丹溪上书余金事。

元惠宗至正十二年壬辰（1352），72岁，诏求前代圣贤之后、儒医、卜筮，通晓天文、历数，并山林隐逸之士。正月，震亨撰《清德里记》；秋，赴金华治张君疾。

元惠宗至正十四年甲午（1354），74岁，朱丹溪撰《风水问答》成，持请胡翰为序。

元惠宗至正十五年乙未（1355），75岁，朱丹溪命再从子漳主持续修蜀墅塘。

长子嗣衍卒。

元惠宗至正十六年丙申（1356），76岁，朱丹溪撰成《宋论》。

元惠宗至正十八年戊戌（1358），78岁，六月二十四日，朱丹溪逝世。十一月，葬于东朱山墰头庵，神主入祠堂。楼英奉父命赴义乌吊唁。宋濂撰《故丹溪先生朱公石表辞》。

三、从医经历

朱丹溪30岁时，对以前的所作所为有所感悟，认识到"丈夫所学，不务闻道，而唯侠是尚"是非常错误的，遂辞去里正，准备到八华山求学。

但因母亲患"脾^①疼"重证而无法分身，且"众工束手"，因此立志学医为母亲治病。他刻苦钻研《素问》等典籍，"缺其所可疑，通其所可通"，亦即先弄懂浅显易懂之处，把难点疑问先搁置起来，待过两年后学有所得，再对难点进一步探索和研究。他克服了学习上的种种困难，经过六年的勤奋学习，既治好了母亲的病，也为日后从医奠定了良好的理论和实践基础。

朱丹溪 36 岁时，因感到自己学问肤浅，在强烈的求知欲的驱使下，毅然告别妻儿老母，到东阳八华山白云书院师从名儒许谦学习理学。许谦是当时著名的理学家，承朱熹四传之学。许谦在八华山讲学，"授受分明，契证确切"，随其学习的学生有数百人之多。朱丹溪勤奋学习，常学到深夜四更时才肯稍息。而且，"潜研默察，必要求于实践"，"不以一毫苟且自恕"，因而学业大进。四年之后，朱丹溪成为许谦之得意门生。理学思想影响了朱丹溪的一生，后来他首将理学之思想结合于医学，极大地推动了医学理论的发展。

元皇庆三年（1314）八月，恢复科举制度。朱丹溪在 37 岁时乡试不中，40 岁时再度应试仍失利。虽科举失败，但朱丹溪并不灰心。他认为"既穷而在下，泽不能致远"，要使德泽远播于四方，只有学医济人才是最好的选择。此时，其师许谦卧病日久，多方求医，愈治而病愈剧，因而鼓励朱丹溪学医，并言自身之病"非精于医者不能以起之"。于是，朱丹溪开始专心从医。

朱丹溪正式从医时已年届 40 岁，"乃复取《素问》攻读之"。因原来已有医学基础，加之勤奋努力，因而学业大有长进。他不仅重新钻研《素问》

---

① 据《赤岸朱氏宗谱·格致余论自序》，原作"脾"，今《倡导养阴的朱丹溪》改作"痹"。

等书，还亲自手录当时盛行的陈师文、裴宗元所定《大观二百九十七方》，昼夜揣摩。

朱丹溪42岁时，以"倒仓法"治愈了其师许谦多年的顽疾，从而声名鹊起。据朱丹溪自述，许谦因患胃痛而多方求医，用药多"燥热辛香"，治数十年而变成"足挛痛甚"，自己料想已成废人，医生也已技穷。朱丹溪经过细心诊察，用防风通圣散连服半月，泻下"积滞如五色烂锦者，如柏烛油凝者"，近半月，病似退，又半月而进食稍增，但"两足难移，计无所出"。此后，朱丹溪得到"西域之异人"传授的"倒仓法"，得知此法对瘫痪非常有效。朱丹溪经多次实践，确有意想不到的效果。于第三年三月，将此法用于许谦。许谦服后泻下多次，又饮"轮回酒"数杯。调理半月后，便觉身体轻捷了许多，两足渐能活动，不久便行动自如了。

朱丹溪经过临床实践的不断探讨和总结，领悟到"集前人已效之方，应今人无穷之病"的弊端，体会到《和剂局方》用药偏于温燥，若滥用则流弊不少。同时，因其父亲死于"内伤"，伯父死于"瞀闷"，叔父死于"鼻衄"，幼弟死于腿痛，妻子死于"积痰"，都是由于"药之误也"，使得朱丹溪多有困惑而不得解，可谓"心胆摧裂，痛不可追"。继而，朱丹溪决定再度外出求师，以"为之依归，发其茅塞"。

元泰定二年（1325），朱丹溪45岁，已有医名，为寻找医学真谛，外出千里求师，渡钱塘江，千里迢迢来到吴中（今江苏苏州），后到宛陵（今安徽宣城），又上南徐（今江苏镇江），辗转建业（今南京），"但闻某处有某医，便往拜而问之"，"连经数郡"，但始终没有找到一位适合自己的老师。后又到定城，得到"寒凉派"刘完素所著《素问玄机原病式》和"补土派"李东垣的书稿，耳目为之一新，但始终未得"的然之议论"。有人告知，杭州罗知悌医术高明，学问精湛，于是不顾夏日炎热，日夜兼程，匆忙赶到杭州求教。

罗知悌（？～1327 年），字子敬，世称"太无先生"，大约生于1238～1243 年间，浙江钱塘（今杭州市）人。年轻时入黄门为宦官，精于医学。其时，南方盛行《局方》之学，而北方刘完素则创"火热论"，倡言医学新理论。河间之学传于荆山浮屠，游行至江南而再传罗知悌于杭城。罗知悌得刘完素之学，复旁通张子和、李东垣二家学说，成为江南接受医学新思想的第一人。罗知悌促进了北学南渐，开创了"医之门户分于金元"的新时代，名闻一时，曾以医术侍奉宋理宗，甚得宠厚。其好读书，善识天文、地理、艺术等。

朱丹溪"候门下三载"，1325 年秋，罗知悌终于收他为徒。因"念其诚"，"尽以其术授之"。罗知悌当时年事已高，由朱丹溪伺诊，尽授其医术，朱丹溪因此而得以自创一家。据朱丹溪自述，罗知悌治病并无固定药方，诊病时必令弟子诊视脉状回禀，但卧听口授，用某药治某病，以某药监某病，以某药为引经，而一方之中，自有攻补兼用者，也有先攻后补者，有先补后攻者。这使朱丹溪深受启发，大悟古方治今病，焉能吻合？而以古方治今病，正如拆旧屋凑新屋，须经匠人之手方可，这即是"随时取中"之意。《格致余论·张子和攻击注论》记有这样一则医案："因观罗先生治一病僧，黄瘦倦怠，罗公诊其病，因乃蜀人，出家时其母在堂，及游浙右经七年。忽一日，念母之心不可遏，欲归无腰缠，徒而朝夕西望而泣，以是得病。时僧二十五岁，罗令其隔壁泊宿，每日以牛肉、猪肚、甘肥等，煮糜烂与之。凡经半月余，且时以慰谕之言劳之。又曰：我与钞十锭作路费，我不望报，但欲救汝之死命尔！察其形稍苏，与桃仁承气，一日三帖下之，皆是血块痰积方止。次日只与熟菜、稀粥，将息又半月，其人遂如故。又半月余，与钞十锭遂行。"朱丹溪从中体会到"攻击宜详审，正气须保护"的治疗原则，其言"大悟攻击之法，必其人充实，禀质本壮，乃可行也，否则邪去而正气伤，小病必重，重病必死"，由此确立了对此病证的治疗思想。此案不仅可见罗知悌处治用药游刃有余的高超医术，更可体会到其拯救患者的崇高医德。罗知悌对朱丹溪既有理论的传授，又有实践的教诲，这对其治疗思想的形成有着深刻影响，使朱丹溪的医术有了长足的进步。朱丹溪经过长期实践，总结出"阴易乏，阳易亢，攻击宜详审，正气须保护"的观点，为丹溪学派的形成奠定了理论基础。

元泰定四年（1327），朱丹溪47岁时，罗知悌去世。朱丹溪安葬了师父后回到义乌老家。此时，朱丹溪已尽得其学，成为寒凉派创始人刘完素的三传弟子。朱丹溪此次求师，跨浙、苏、皖三省，行程超过千里，历经艰难险阻和重重挫折。正是这种锲而不舍的精神，才使得朱丹溪的千里求师画上了圆满的句号；也正是这种精神，才使他在以后的医学发展中能有卓越的成就。

朱丹溪既得罗知悌之学，便回家乡济世救人，其言"每治疾，往往以意为之，巧发奇中，按之书，无有也"。当时乡之诸医，仍循规守旧，对朱丹溪的治疗方法和所持医理大惑不解，甚至嘲笑并排挤他，但朱丹溪并不与之争辩。不久，曾经嘲笑、排挤过他的医生，见他对各家医论无所不通，治病不死板地套用古方，且"所疗皆中"，其医术获得乡里群众的交口称赞，也对其颇为认可。数年后，朱丹溪"声誉顿著，遍浙河（即钱塘江）西东，至苏州一带"。

朱丹溪诊病体察入微，治病十分注意保护正气，但并不拘泥。所以他说"有病则病受之"，对体格强健、病情较急的患者，常单用攻击之药；又注重"腹诊"，并善用化瘀活血方药。对情志过极引起的病证，朱丹溪尤有独到的诊治心得，或"以情解情"，或行气解郁，或化瘀兼用补药，等等。

朱丹溪不但医术高明，且医德高尚。为贫穷的人治病不取报酬。有贫困而无处求告的，还送药送医上门，即使远在百里亦不辞辛苦。即"四方以疾迎候者无虚日，先生无不即往，虽雨雪载途，亦不为止，仆夫告痛，先生谕之曰：疾者度刻如岁，而欲自逸耶，窭人求药，无不与，不求其偿，其困厄无告者，不待其召，注药往起之，虽百里之遥弗惮也"（《故丹溪先生朱公石表辞》）。

朱丹溪年过五旬之后客居金华，常住在吴翰家中。吴翰亦为许谦弟子，两人有同窗之谊，且交情很深，常常"士大夫相过，坐席恒满"。朱丹溪与宋濂交谊亦颇深，对各种问题常互相讨论和质疑。当时宋濂才20岁，二人为忘年之交。

清江县人杜清碧亦为名医，并与朱丹溪之师罗知悌交往颇深，著有《敖氏伤寒金镜录》，非常重视舌诊。时杜清碧学道于武夷山，至婺源时忽患脑疽，但自治不愈。朱丹溪闻讯赶往婺源诊治，对杜清碧说："何不服防风通圣散？"杜清碧说："已服三四帖了。"朱丹溪仔细想了想说："何不用酒制过？"杜清碧随悟，依朱丹溪之法自治，结果"服不尽剂而愈"。从此以后，杜清碧心服朱丹溪。

朱丹溪63岁时，浦江赵良仁、戴思恭、戴士垚、赵良本等，同日就学于朱丹溪。其他如金华赵道震，江苏王安道、刘叔渊，绍兴徐彦纯，义乌虞诚斋等，亦先后来就学。

朱丹溪著书态度也十分严谨，早年"不从弟子之请而著方"，恐后人拘泥其方而不再详审病情。至67岁时，其见解更加精粹，"其自得者，类多前人所未发"，遂应弟子张翼等再次请求，著《格致余论》一书。不久又著《局方发挥》《本草衍义补遗》《伤寒论辨》《外科精要发挥》等，共五种。今仅存前三部。

由于朱丹溪高尚的医德和高超的医术，从医数年后即"声誉顿著"，遂广泛授徒，传授医术。朱丹溪之传人中，医术精湛、学养深厚者辈出。朱丹溪的学术思想和临床经验，对明代乃至其后的中医学术发展产生了深远的影响。朱丹溪一生，为人正直不苟，"简悫贞良，刚严介特，执心以正，立身以诚","非其友不友，非其道不道，好论古今得失，慨然有天下之忧"（《丹溪翁传》）。

元至正十八年（1358）夏，朱丹溪"有事适东方，暑行来归"，"无大疾恙，盖寝三数日而殁"。六月二十四日，一代医学宗师朱丹溪与世长辞，终年78岁。临终前无他言，独呼其从子嗣汜，说道："医学亦难矣，汝谨识之！"言毕，遂卒。

朱丹溪去世后，人们莫不洒泪哀恸。诚如宋濂之言："丹溪先生既卒，宗族失其所倚藉，井邑失其所依凭，嗜学之士失其所承事，莫不彷徨遥慕，至于洒涕。"朱丹溪子女与弟子，将其葬于义乌东朱之墟头庵。

朱丹溪娶妻戚氏，生二子，字嗣衍、玉汝。朱丹溪对其子孙教育颇严，长子朱嗣衍（1323～1397），从学于朱丹溪，以医名，先于丹溪而卒。次子朱玉汝，从子朱嗣汜，亦以医名。朱丹溪临终时独呼嗣汜，以"医学亦难矣，汝谨识之"为嘱。孙朱文正（1376～1447），字克升，承祖业，授"医学训科"。曾孙朱燧（1396～1453），字完善，精医，曾编试验方附《格致余论》后。朱丹溪家族世代从医，可谓医学世家、医林之家。

明清时期一些学者对朱丹溪推崇备至，常远道前来祭奠。今日之丹溪故里赤岸，丹溪之滨狮子岩顶建有朱丹溪纪念亭，狮子岩麓建有朱丹溪纪念堂，东朱村辟有朱丹溪陵园，赤岸镇区、义乌城区、金华市区分别有丹溪街之命名。当地人民为了纪念这位对人民有贡献的医学家，在他的故乡——义乌县赤岸镇修建了"丹溪墓"，墓旁建"丹溪庙"，庙内塑造"朱丹溪像"。据《浙江通志》记载，朱丹溪墓侧竖立有宋濂写的《丹溪先生墓志铭》石碑，即《故丹溪先生朱公石表辞》，同时朱丹溪的挚友戴良又写了《丹溪翁传》，这两部重要文献流传后世，成为今日研究朱丹溪生平的重要参考资料。

总之，朱丹溪以《内经》等经典理论为指导，集前贤及同代各家之长，一生坚忍不拔，勤奋治学，并怀赤子之心治病救人。他创造性地提出"阳有余阴不足论"，完整地阐释"相火论"，力纠滥用《局方》之弊；总结"气血痰郁"杂病辨证纲领，善于诊治内伤杂病，并在痰证诊治方面堪称古今代表人物。他鸣高立异，卓然成家，坚持实践，勇于探索，对后世医学发展影响深远，堪称医林之典范。

朱丹溪

著作简介

朱丹溪一生著作颇多，其弟子门人亦多有整理者。据有关文献记载，具名朱丹溪所撰的医籍达20余种。但由于年代久远，部分著作均已散失。现存著作情况亦十分复杂，有朱丹溪本人所撰，亦有其弟子整理编纂，有的则是托名之伪作。现将朱丹溪现存著作存佚及主要版本情况介绍如下，以供学者参考。

一、现存著作

（一）朱丹溪本人所撰著作

1.《格致余论》

《格致余论》，共计1卷。属于医论著作。此书成书于1347年。书名之含义，正如"自序"所云："古人以医为吾儒格物致知之一事"，故其篇曰"格致余论"。书中载有医学论文43篇，对医学理论、临床各科，以及摄生、养老等均有独到的阐发。内容涉及内、外、妇、儿各科，所论相当广泛，篇次排列没有规律。全书收载"饮食色欲箴序""阳有余阴不足论""治病必求其本论""养老论""慈幼论""倒仓论""相火论""房中补益论""张子和攻击论注"等名论40余篇。其中，"阳有余阴不足论""相火论"两篇集中地反映了朱丹溪的基本医学观点，对人体阴阳及相火理论展开了深入的阐发。如篇中分析人体阴阳盈虚时，指出阴气难成而易亏，在正常状态下亦"阳常有余，阴常不足"；由于情志过极、色欲无度、饮食厚味等原因，引起相火妄动、阴精耗损，则出现异常状态；"阳常有余，阴常不足"进一步加剧，则导致疾病的发生。在摄生、养老方面有"饮食色欲箴序""养老论"等，指出人体阴气不足、精血俱耗是导致疾病与衰老的原因，主张去欲主静、茹淡饮食、戒色欲、养心收心、不使相火妄动，把养阴抑阳作为贯穿于人生自幼到老的主要摄生原则。在诊断方面，有"涩脉论""治病先观形色然后察脉问证论"等；在治则方面，有"治病必求其本论""大病不守禁忌论"等；在具体病证方面，有"痛风论""疟论"等；在具体方药方面，有"脾约丸论""石膏论"等。另外，还有杂论数篇。在病因病机方面，朱丹溪重视湿热、相火。其"相火论"指出，正常相火虽为人身动气，但若因物欲妄动则可成为贼邪；在治疗上，注重滋阴、养血、清热，反对滥用温补和盲目攻邪等。书中论述了医儒结合之理，所论医理对后世医学发展产生了重大的影响。著名医家王履、戴原礼等皆列其门墙，后人私淑者尤众，皆以"阳常有余，阴常不足"为中心弘扬师说，使养阴学说得到了广泛传播，对日本汉医也产生了广泛的影响。此书现存版本近20种。

2.《局方发挥》

《局方发挥》，共1卷。属于医论著作。此书成书于1347年。内容为《太平惠民和剂局方》一书之书评。朱丹溪有感于此书只列各方主治证候而不载病源，立法虽简便未能变通，遂以问答体例予以评论。全书针对《太平惠民和剂局方》的配伍原则及辨证论治等内容，共论述31条。每条均先设"或问"提出问题，而后阐发自己的见解，分析利害，阐明医理，引经据典，答疑解惑。其中，着重阐发滋阴降火的治疗法则，指出《局方》常以温补辛香燥热之剂治病，死守成方，不求病源，偏向主张戒用温补燥热之法，力主追根溯源，尊《内经》及张仲景之书，以复医学因病证制方、辨证论治之旨。

3.《本草衍义补遗》

《本草衍义补遗》，共1卷。属本草类著作。此书成书于1347年。《本草衍义补遗》，是针对宋·寇宗奭《本草衍义》的发挥。书中载药189种，皆根据个人临床心得体会进行论述；药物排列及论述无定式，包括五行归属、气味归经、产地炮制、功能主治、禁忌鉴别等。其中，药物论述详略各异，但多针对《本草衍义》而言。补遗内容有二：一是纠正舛误，补充各药的功用、主治、鉴别、禁忌等内容，书中除9种药物的内容与原著相仿，其余均有不同程度的增补；二是新增了败龟板、御米壳等36种药物。该书还介绍了某些药物的使用要点与宜忌，尤其反对服食金石药，增补用药经验，多为临证心得。这些实践经验的直接总结是极其珍贵的，对本草学的贡献不容否定。李时珍说："此书盖因寇氏《衍义》之义而推衍之，近二百种，多所发明，而以诸药分配五行，失之牵强。"

（二）朱丹溪门人整理的著作

1.《丹溪心法》

《丹溪心法》，共5卷（一作3卷）。属综合性医书。刊刻于1481年。此书内容为朱丹溪所论，由明·程充校订。此书并非朱丹溪自撰，而是由其弟子根据其学术经验和平素所述纂辑而成。《丹溪心法》书中的程充《丹溪先生心法序》云："景泰中，杨楚玉集其心法，刊于陕右；成化初，王季瓛附方重梓于西蜀，志欲广布海内，使家传人诵，不罹夭枉，其用心仁矣。而杨之集，篇目或有重出，而亦有遗，附以他论，使玉石不分。王因之附添诸方，多失本旨。充江左一愚，夙志于此，每阅是书，实切病焉。辄不自揆妄意，窃取《平治荟萃》经验等方，及《玉机微义》《卫生宝鉴》《济生拔萃》、东垣、河间诸书校之。究尾会首，因证求方，积日既久，复得今中书乌伤王允达先生，以丹溪曾孙朱贤家藏的本寄示，合而参考。"可见，明初的两种刻本（其一，景泰年间杨楚玉收集本书流行之遗稿予以刊行；其二，成化初王季瓛增加一些附方，重刊于西蜀），均有后世医家增附的内容。程充为尽可能恢复原著面貌，予以删订校正，即当前之流传本。

此书体例清晰，卷首有"十二经见证""不治已病治未病"等6篇医论；而后5卷，分列以内科杂病为主的各科病证100篇，兼及其他各科。论述病证，先引朱丹溪原论，次则记述朱丹溪门人戴原礼有关辨证等方面的论述，并介绍治疗方剂。其中各病证的附录部分，对于病名的解释，以及在病因、证候、治疗等方面有相当深入的分析。全书比较集中和全面地反映了朱丹溪"阳常有余，阴常不足"的学术思想，以及"气血痰郁"诸病证的治疗见解和丰富经验。其临床治疗虽重视补阴，但并不拘泥于专方，治法也比较灵活多变。此书是研究内科杂病和朱丹溪学说的重要著作。程充称誉朱丹溪的学术经验是"集先贤之大成"，确也并不为过。书中"别阴阳于疑似，辨标本于隐微，审察血气虚实，探究真邪强弱，一循活法，无泥专方"（程序），每被后人奉为圭臬而有"杂病宗丹溪"之誉。末附"故丹溪先生朱公石表辞""丹溪翁传"。

2.《金匮钩玄》

《金匮钩玄》，共3卷，并附医论6篇。元·朱震亨述，门人戴原礼（一作戴元礼，名思恭，号复庵）辑补。此书约成书于1358年。明·吴琯刻《薛氏医案》辑录本书，并更名《平治荟萃》。本书原系朱丹溪课徒口述之笔录，后经戴原礼整理和补述而成，不仅反映了朱丹溪学术与治验，而且也寓涵戴原礼学术之精粹。此书卷一、卷二为内科、喉科和外科病证，包括中风、六郁、伤寒、内伤等98种病证；卷三有妇人经、带、胎、产16种病证，小儿吐泻黄疸、急慢惊风等22种病证的主治方法。医论均属戴原礼为阐扬师门心法而补述者。有关本书作者存在争议，但根据其内容和《四库全书总目提要》记载，本书应为"元·朱震亨撰，明·戴原礼校补"。书中有很多类似门人在老师授课或侍诊时的记录，多种病证残缺不全。但本书刊行之后，素为历代医家所推崇，并成为研究丹溪学派的重要参考文献之一。

3.《丹溪手镜》

《丹溪手镜》，共3卷，共160篇。有学者认为，《丹溪手镜》亦系朱丹溪手笔，为朱丹溪毕生治学经验之结晶。如：陈乾阳"刻丹溪先生手镜序"中曰："独《手镜》一帙，为丹溪所秘，左右行游，常挟与俱，不轻以示人。"据明·吴尚默序，此书系朱丹溪亲撰，授其后裔，秘而不传，一直到朱丹溪逝世二百余年之后，由其裔孙朱文英交出藏稿，1621年付梓问诸于世。《丹溪手镜》是先生的毕生心得和秘旨，从中可以进一步了解到朱丹溪的学术思想及特点。此书内容言简意赅，不是为著书所作，而是记录心得和秘旨所成。此书卷上论诊法、辨证、治法、经穴等，卷中论伤寒和杂病的治法、方药，卷下论内、外、妇、儿各科病证的辨证和治疗，较为系统、全面地体现了朱丹溪"阳常有余，阴常不足"的学术思想，以及临证善以"气血痰郁"为纲诊治内伤杂病的特色。其论诸病证，大要以五脏为中心，以虚实为纲要，侧重剖辨其脉因症治之异，理、法、方、药一以贯之，是其毕生学验之总结，与朱丹溪其他著作内容互为表里，可资临证参考借鉴。陈乾阳在序略中评点是书，称"其文简质，而旨奥衍，其洞人之脏腑阴阳，而为之剂，往往于单辞片语，辄能奇中，然大要渊源于黄帝语，非《素问》弗道也"。

4.《丹溪医按》

《丹溪医按》，共2卷。元·朱震亨撰，明·戴原礼编辑。此书成书于1377年。后戴原礼授与广东王立方，经后人反复转抄校订。此书载有风痫、风寒、寒热、痰饮、疟疾、痢疾、咳嗽、咳血、喘逆、泄泻、心痛、痛风、项背痛、胁痛等38类证治医案，共366则。医案简明扼要，治法精当，用药中和。

5.《脉因证治》

《脉因证治》，共4卷，70篇。旧题元·朱震亨著，清·汤望久校辑，初刊于 1775 年。一般认为本书非朱丹溪原著，系后人辑集朱丹溪诸书方论编成。此书卷一、卷二列卒尸、痹、痉、厥、伤寒、大头肿痛等内科病证 27 种；卷三、卷四除分载宿食、留饮、嗳气、吞酸、嘈杂、积聚、消渴诸内科病证外，还列述外科、五官、妇人、小儿等病证 36 种，并附有杂证、杂治、脏证、七情证、杂脉、察视、汗等 7 篇医论。此书每述一病，首述脉诊，次审因辨证，最后论治法，"脉、因、证、治"一以贯之，既严守辨证求因，又有审因论治原则。四诊之中，强调首察脉象，由书中所述，足见朱丹溪对脉学的研究与贡献。因此，是书历来被视为学医之津梁。

二、亡佚著作

1.《外科精要发挥》

此书是对陈自明所著《外科精要》之发挥。据《中国医籍考》记载，此书已佚。宋·陈自明（1190～1270）不仅擅长妇科，著有《妇人大全良方》一书，而且精通外科，其于 1263 年撰成的《外科精要》，是中国医学史上最早以"外科"命名的外科专著。《外科精要》是一部很有价值的外科专书，该书刊出后，不少医家，如朱丹溪、熊宗立等，都给以校注或补遗。但据《中国医籍考》记载，《外科精要发挥》已亡佚，详见宋濂《故丹溪先生朱公石表辞》。

2.《伤寒论辨》

据《浙江医籍考》记载，已佚。

3.《宋论》

成书于 1356 年，应属朱丹溪之理学著作，未见。

4.《风水问答》

成书于 1354 年，应属朱丹溪之理学著作，未见。

其他方面的著作，如：《丹溪本草》（见《菉竹堂书目》），《丹溪发明》（见清乾隆二十二年《婺源县志》），《丹溪医论》（见《菉竹堂书目》），《朱氏传方》（见《菉竹堂书目》），《丹溪治法语录》（见《医籍考》），《丹溪药要》（见《苏州府志》），《丹溪脉诀》（今存清代刘吉人选录《丹溪脉诀指掌》，收入《三三医书》中），《丹溪脉法》（见《古今医统大全》），《丹溪秘传方诀》（见《医籍考》），《丹溪随身略用经验良方》（见《述古堂书目》），《伤寒发挥》（见《续文献通考》），《治痘要法》（见《国史经籍志》），《素问纠略》（见《医籍考》）。以上书目，原书已经亡佚，成书年代及内容均已不详。

三、托名朱丹溪的著作

1.《脉诀指掌图》

《脉诀指掌图》，共 1 卷。一说谓李东垣撰。成书于 1248 年。又名《脉诀指掌病式图说》。此书以指掌图说明脉象及其主病，对三部九候、五运六气、十二经脉、常脉病脉及其治法等予以解说。

2.《胎产秘书》

《胎产秘书》，共 3 卷。旧署元·朱震亨撰，系后人托名之作。初刊于1742 年。共载方 150 余首。书中对妇人胎前产后、饮食起居之宜忌及育儿须知多有论述。

3.《怪疴单》

《怪疴单》，共 1 卷。约成书于 1358 年。本辑集医案，有称朱丹溪治者，有称李东垣、张子和治者，故或为朱丹溪搜采，或为后人依托朱丹溪之名而题署。书中共载疑难怪证 71 例。各案先详言其症状，次明治验之方药，余如病因、病机、立法、治则等均略。全书用药以单方验方居多，其中颇不乏有临床参考价值的内容。

四、与朱丹溪相关的著作

1.《脉诀指掌》

《脉诀指掌》，旧题丹溪先生撰著，清·刘恒瑞选校。约成书于清末。又名《丹溪脉诀指掌》。此书系刘氏取《脉诀指掌图》选辑校录而成，后收入《三三医书》之中。

2.《产宝百问》

《产宝百问》，共5卷。旧题元·朱震亨编辑，明·王肯堂（字宇泰，号损庵、念西居士）订正。刊行于1559年。是书设问百端，叙述妇人杂证、经、带、胎、产诸疾之证治。书中选方约244首，每证有一方或数方。

朱丹溪

学术思想

一、学术渊源 🦢

（一）师从许谦，学习理学

朱丹溪为元代医家，《元史》"方技传"无专载，附见于许谦传《宋元学案》，列朱丹溪于"北山四先生学案"，亦附载于许谦门人传中，反映了他与许派传人的密切关系。朱丹溪36岁时，从师许谦学习理学。许谦承朱熹四传之学，为当时的名儒大家之一。许谦及其上三代宗师：何基、王柏、金履祥，在金华地区递相授受朱熹理学。理学始创于北宋，发展于南宋、金元直至明清，代表人物有周敦颐、张载、程颢、程颐、朱熹、陆九渊、王守仁等。理学在漫长的发展历程中，逐渐确立了其在思想界的主导地位。朱熹为宋儒理学之集大成者，提出"天下未有无理之气，亦未有无气之理"，即理与气是同时存在而不可分的。

理学对中医学，尤其是对金元时期的中医学发展影响非常深远。由于理学的渗透和影响，促进了中医界的学术讨论、学术争鸣和学术流派的形成，繁荣了中医学术。从朱丹溪本人所处时代的背景和个人经历来看，朱丹溪改儒学医，是将理学引入医学的第一人，理学思想对朱丹溪医学思想的形成产生了重要的影响。后世有学者认为，朱丹溪的学术思想中有浓厚的儒家理学色彩，因而被誉为"中国医学史上一位医理并通的医学巨匠"。

在朱丹溪的著作中，不但渗透了理学家的观点和哲理，而且多处直引其文。如《格致余论》"相火论"云："太极，动而生阳，静而生阴。阳动而变，阴静而合，而生水、火、木、金、土，各一其性。"又云："周子曰：神发知矣，五性感物而万事出，有知之后，五者之性为物所感，不能不动。"周子又曰：圣人定之以中正仁义而主静。朱子曰：必使道心常为一身之主，而人心每听命焉。"朱丹溪还将程颢的"天地阴阳之运，升降盈虚未尝暂息，阳常盈，阴常亏"的哲学思想引入医学领域，成为"阳有余阴不足论"的指导思想。此外，《格致余论》之书名，亦取自理学家所言"格物致知"，书中的理论观点也多以理学思想为中心。《丹溪心法》之"心法"，也是《大学》"诚意正心"之义。由此可见，朱丹溪医学思想的形成，深受宋明理学的影响。

朱丹溪接受了理学家"气生万物"的宇宙生成观，认为天地为万物之母，人之有形也是由"气"聚而成，"天地以一元之气化生万物……万物同此一气"。所以，人体之动也是绝对的、主要的。同时，朱丹溪之宇宙动静观的思想基础来自周敦颐的《太极图说》，即"无极而太极，太极动而生阳，动极而静，静而生阴，静极复动，一动一静，互为其根"。理学家主张"慎动"，这种动静观对朱丹溪"相火论"的形成也颇有影响。朱丹溪认为，"动"在人体就是"相火"，"其所以恒动，皆相火之为也"。相火有常、异之分，相火之常是人体生命活动的动力，而"相火妄动"则为贼邪，可导致一系列疾病的发生。在精神修养方面，理学家认为，"人欲"是万恶之源，倡导"存天理，灭人欲"。如朱熹曰："饮食者，天理也；要求美味，人欲也。"朱丹溪也认为："男女之欲所关甚大，饮食之欲于身尤切。"指出"徇情纵欲"之祸害。由此可见，朱丹溪把"存天理，灭人欲"的理学修养论引入医学，强调用"道心"控制"人欲"，以理智调控人之情志。

总之，朱丹溪深厚的哲学素养，决定了其学说的独特之处。朱丹溪的"相火论""阳有余阴不足论"等，正是基于其理学思想的创造性成果。理学家用"阳常盈阴常亏"来说明天地阴阳之运，朱丹溪则用"阳有余阴不足"来说明人体的正常状态和疾病状态；理学家用人欲去说明人性善恶，朱丹溪则用饮食色欲去说明病因病机，进而提出饮食养生和节欲的方法；

理学家认为天下人欲横流，所以灾难层出不穷，朱丹溪则认为人之情欲无涯，所以阴易乏阳易亢。因此，朱丹溪以理学为宗，认识问题的角度及学习方法都以理学为出发点，其"阳有余阴不足论""相火论"及其病因病机学说，均是以理学逻辑为基础而建立和发展起来的，具有浓厚的理学色彩。可以说，理学的思想贯穿于朱丹溪的学术思想体系之中。

（二）研读经典，融会贯通

朱丹溪中年学医，始终研读中医经典，有关其医学思想渊源于经典，可以在《格致余论》自序中得到印证。其曰："医之为书，非《素问》无以立论。"又云："震亨三十岁时……遂取《素问》读之，三年似有所得……至四十岁复取而读之，顾以质钝，遂朝夕钻研，缺其所可疑，通其所可通"；"知医之为书，非《素问》无以立论，非《本草》无以立方。"他特别强调《素问》是载道之书，但其"词简而义深，去古渐远"，不认真钻研或非有学问之人也难领会，只能望洋兴叹。对于当时医者崇尚盛行的《局方》而忽视研究医理，朱丹溪指出"有方无论，无以识病"，并穷研《素问》《难经》诸书，提倡遵循医学理论，欲救时弊而立治学之风。中医经典，诸如《内经》《伤寒论》等，在朱丹溪的从医之路上产生了重要的影响。朱丹溪的诸多医学观点，都本于《内经》并有所发挥。例如：其倡导的"相火论"，其本源也来自于《内经》中的"君火以明，相火以位"的观点。《格致余论·治病先观形色然后察脉问证论》中有关诊法的论述，也是在《内经》诊法理论的基础上有所发挥。朱丹溪的养生理论中，强调顾护阴精为核心，探索养生的方法宜忌，注重调和饮食，反对滥用辛燥之剂，主张节制色欲，这些学术思想都与《内经》密切相关。《局方发挥》所论 31 条中，引证《素问》原文 23 段、《难经》原文 5 段，引经据典，以正其误。他晚年深有体会地说道："《素问》，载道之书也。"可以说，朱丹溪深受《内经》的影响，而通过自己对《内经》的理解和发挥，逐步形成了其独具特色的医学思想。

除《内经》以外，朱丹溪对于《伤寒论》和本草学著作也有深入的研读。《慎斋遗书·吴序》指出，金元四家"各得仲景之一体"。朱丹溪亦对张仲景学术十分重视。例如他在《局方发挥》曰："仲景诸方，实万世医门之规矩准绳也，后之欲为方圆平直者，必于是而取则焉。"又说："天之气化无穷，人身之病亦无穷，仲景之书，载道者也，医之良者，引例推类，可谓无穷之应用。"朱丹溪对张仲景之论精究深研，多有发挥，崇论并非弃方，临证也常取"仲景之方"，并能融会张仲景之理与法。

此外，本草学方面，朱丹溪根据自己对历代本草著作内容的研读和理解，对宋·寇宗奭《本草衍义》进行了修订、补充和发挥，著成《本草衍义补遗》，他将本草理论和临床实践密切结合起来，是对本草学的一大贡献。

总之，朱丹溪之所以能成为金元时代的杰出医家，在学术上获得卓越而辉煌的成就，这与其钻研和遵循中医学经典是分不开的。朱丹溪遥承岐黄、发挥仲景、精研本草，使之在理论、临床、本草等方面，都具有了坚实的基础。

（三）集金元诸家之长

从朱丹溪的学习经历和学术思想来看，可以说，他既属于河间学派，也属于易水学派，同时又是丹溪学派的创始人。宋濂说："刘完素授之荆山浮屠师（俗称和尚），师来江南，始传太无罗知悌于杭。"罗知悌为江南高僧荆山浮屠的学生，得刘完素之再传，旁通张从正、李东垣二家之学。罗知悌医术很高，且医德高尚，富有革新精神，善于汲取诸家之长。而且，罗知悌"能词章、善挥翰。贫病无告，予之药，无不愈者，仍赡以调理之资"。朱丹溪为罗知悌之高足，学问上尽得其悉心指导，并得其亲自指导临床实践。刘完素之学再传罗知悌，朱丹溪以罗知悌为师，深领河间学派之奥旨，并能集诸家之大成。在朱丹溪的著作里，也可看出罗知悌曾"口授用某药治某病，以某药监某药，某药为引经"等教导。因此，朱丹溪之学术与刘完素是有渊源关系的。如戴九灵《丹溪翁传》所云："乃以三家（刘、李、张）之论，去其短而用其长。"而且，从生存年代上来看，朱丹溪是金元四大家中最晚出的一家，在罗知悌去世以后，朱丹溪仍继续研读刘完素、张从正、李东垣、王好古等医家的著作，得以汲取金元各家之长，熔诸家学术于一炉，集其他三家之大成。如其所曰："见河间、戴人、东垣、海藏诸书，始悟湿热相火为病甚多……人之一身，阴不足而阳有余，虽谆谆然见于《素问》，而诸老尤未表章。"由此可见，朱丹溪提出"阴不足而阳有余论"，能够集其他三家之长而补其不足。又如，朱丹溪解释张子和的"攻击论"时说"攻击之法，必其人充实，禀质本壮，乃可行也，否则邪去而正伤"，强调"攻击宜详审，正气须保护"（《格致余论·张子和攻击注论》）。

综上所述，朱丹溪以中医经典为本，旁参刘完素、张子和、李东垣等前贤及同时代各家的学术成就，在与自身的理学背景、医学思想和临床实践加以融会贯通之后，形成了独具特色的朱丹溪学术思想及临证诊疗体系。

二、学术特色

（一）阳有余阴不足论

从哲学角度而言，"阳常有余，阴常不足"的观点最早源于北宋程颢、程颐。其云："天地阴阳之运，升降盈虚，未尝暂息，阳常盈，阴常亏。一盈一虚，参差不齐，而万变生焉。"朱丹溪受此观点影响并将其引入医学，提出人身之"阳有余阴不足论"。其云："人受天地之气以生，天之阳气为气，地之阴气为血。"故"气常有余，血常不足"。并阐明诸病多由"阳有余，阴不足"所致，主张以"滋阴降火"法治疗。"阳有余阴不足论"是朱丹溪对人体阴阳盛衰的基本认识，朱丹溪医学思想的很多内容都是这一观点的具体体现。

1. 阳有余而阴不足与气有余而血不足

朱丹溪认为，古人规定男女在近30岁或20岁时始议嫁娶，认为到这一年龄时，人的"阴精"始成，但常因饮食不节，色欲过度，生活起居失常，引动相火，耗伤阴精，这样很难保持人体的阴平阳秘。因而，人体会经常处于"阳常有余，阴常不足"的状态。他还从"天人合一"的角度分析说，"人受天地之气以生，天之阳气为气，地之阴气为血"；"天，大也，为阳，而运于地之外；地居天之中，为阴，而天之大气举之"。所谓"大气举之"，即天大而包地，阳多而阴少之义。又曰："日，实也，属阳，而运于月之外；月，缺也，属阴，而禀日之光以为明者也。"日实月缺，又有阳多而阴少之义。追求本源，朱丹溪也受到《素问·太阴阳明论》所论"阳道实，阴道虚"的启发。其以日常满、月常缺的自然现象，联系到人体气血阴阳的变化，阐发"阳有余阴不足"论，认为人体之气血阴阳的状态为"阳有余而阴不足，气有余而血不足"。

2. 从老幼论阴阳平衡——阴精难成而易耗

既然人体受自然界阴阳二气的影响，那么人体的发育过程也会表现出阴阳消长的状态。在老幼方面，朱丹溪注意到男女年龄在14～16岁以前，阴气未充；而到中年之后，"年四十，而阴气自半"，又"男不过尽八八，女不过尽七七，而天地之精气皆竭矣"。由此而计，朱丹溪认为，"夫以阴气之成，止供给仅三十年之视听言动"，故从人的整个生命阶段而言，亦是"阳有余，阴不足"。此外，其从饮食、心理、房事等分析阴精难成易亏之理，认为过度酗酒可以竭精，过激情欲亦可伤阴，指出："人之情欲无涯，此难成易亏之阴气，若知何而可以供给也。"从人体动静的角度来看，认

为："心，君火也，为物所感则易动；心动则相火亦动，动则精自走，相火
翕然而起，虽不交会，亦暗流而疏泄矣。"在《格致余论》"饮食色欲箴序"
中特别提出色欲伤阴之理，其云："眷彼昧者，徇情纵欲，惟恐不足，济以
燥毒。"指出阴亏之体，应滋阴以和阳。但当时流行的《局方》采用辛香
刚燥之剂，非豆蔻、干姜，即丁香、肉桂。这些药物"积温成热，渐至郁
火"，非但不能达到阴平阳秘之目的，反而使"阳亢于上，阴微于下"。他
引用《素问·至真要大论》"久而增气，物化之常；气增而久，夭之由也"
之论，明确指出滥用温燥之剂的害处，而且从阴阳学说角度为"阳有余阴
不足论"提供了理论依据。

3. 提倡"滋阴降火"

朱丹溪以天喻人，以物喻人，根据自然界阴阳的盛衰，如日月盈亏、
水火胜负，认识到人身中阳常有余阴常不足，而湿热相火为病甚多，发病
则阳易亢阴常乏。基于这种认识，朱丹溪力倡"滋阴降火，清热燥湿"，临
床证治本此而辨证、立法、用方、遣药，形成了较为成熟的保养阴精的学
术思想。在治法上，朱丹溪非常重视养阴法的运用。如《丹溪心法》论火
中，除"实火"外，提到"虚火可补"，他说，虽"气有余便是火"，但
"不足者是气虚"，若"人虚火盛狂者，不应以苦寒之药正治"，"有补阴即
火自降、炒黄柏、生地黄之类……阴虚证本难治，用四物汤加炒黄柏降火
补阴。龟板补阴，乃阴中之至阴也"。可见其对火热之证病机的认识和分析
非常精辟。同时，根据对湿热相火的认识，朱丹溪创制了大补阴丸、虎潜
丸等，被后世沿用至今。另外，不难发现，朱丹溪所用方剂，常以四物汤
加减，四物汤补血，其意血属阴，养血即所以养阴。其在"阳有余阴不足
论"中说"气常有余，血常不足"，其实也是对阴常不足的另一种解释，所
以养血和养阴实际目的是一致的。朱丹溪说的四物汤加炒黄柏是降火补阴
妙剂，其中黄柏降火，补阴则特指四物汤。此类治法，为朱丹溪临床所常

用，可谓不胜枚举。尽管后世医家对此褒贬不一，但朱丹溪此说在辛燥滥用的年代，还是另辟了一条清新的路径，为中医学的发展起到了至关重要的转折作用。

4. 重在辨证论治

朱丹溪作为"滋阴降火"的倡导者，以其鲜明的学术思想在历代医家中卓尔不群。诚然，受其理学背景的影响，朱丹溪认为"阳常有余，阴常不足""阴难成而易耗"，并倡导滋阴保精养血，创立大补阴丸，善用四物之类。但应该注意的是，在朱丹溪的学术思想中，在杂病的诊治以及养生、防病等各个方面，"滋阴"只是其中一个方面，而并不是全部。可以说，后世评论"滋阴派"时，在某种程度上夸大了朱丹溪"滋阴"的学术思想，对于全面地学习和正确地评价朱丹溪的学术思想有一定的误导。笔者就此做如下探讨：

（1）朱丹溪并非专主"滋阴"

后世多有研究者认为，朱丹溪之"阳常有余而阴不足论"以及"相火论"等，仅仅是其对于人体生理特点的一种认识，这种认识是朱丹溪"援儒入医"的结果。而且，朱丹溪认为"阴常不足"，本来就是就人体的生理状态而言，至于对多种内科疾病发生发展的认识，均是根据临床所见疾病的脉证，从多个角度、多方面去考虑其病因病机之所在。如《丹溪心法》中，朱丹溪系统地诠释了《素问·至真要大论》所提出的"审察病机，无失气宜"，强调"必别阴阳于疑似之间，辨标本于隐微之际"，提出诊疗疾病的模式应为：审病机——求病本——定治则，同时兼顾运气。因此，过于强调朱丹溪主"滋阴降火"则有失偏颇。朱丹溪著作中记载的诊疗理论与临证经验，是非常值得学习与研究的。

（2）强调"治病必求于本"

在治疗方面，朱丹溪重视"治病必求于本"。如《丹溪心法》中强调，

"将以施其疗疾之法，当以穷其受病之源"；在重视保养阴精的同时，强调要顾护胃气。后世言"杂病宗丹溪"，说明朱丹溪在杂病辨证论治中所倡导的"气病用四君子、血病用四物、痰者二陈汤、郁用越鞠丸"对后世所产生的深远影响。从《局方发挥》来看，朱丹溪开篇即强调"古人以神圣工巧言医""医者，意也"，当"临机应变，如对敌之将，操舟之工"，而批评墨守《局方》之规者无异于"刻舟求剑、按图索骥"。但从另一方面来看，朱丹溪批评《局方》，也并非完全否定，他所批评的仅仅是当时医者滥用辛燥的用药习惯和不探求医理的诊病态度。从《局方发挥》中，可以看出朱丹溪临床重视辨证论治的精神。纵观朱丹溪的临证诊疗经验，可以看出朱丹溪治病并不尽以"滋阴"为主，补虚、养血、化痰、散郁都是其治疗的主要方法。后世批评朱丹溪偏重滋阴降火，其实有失偏颇。

笔者认为，或认为朱丹溪属"滋阴派"，或者认为朱丹溪根本不属于"滋阴派"，均是对其学术思想的一种误解，这两种观点都有失公允。事实上，朱丹溪宗理学，在学术思想上确有重视"滋阴"的特点。但从其著作所论全部内容来看，朱丹溪对疾病的认识是比较全面的，是切合临床实际的；对疾病的诊治，是本着治病求本、辨证论治之原则的，如此才能更加全面地把握朱丹溪学术之精髓。

（二）相火论

朱丹溪的"相火论"，是受宋代周敦颐《太极图说》的启发，结合《内经》"少火""壮火"之论，在吸取李东垣之阳火说、探讨刘河间之"火热论"的基础上，总结人体生命活动及其病变的规律而提出的。

1. "相火论"之源流

"相火"一词，最早见于《素问·天元纪大论》："君火以明，相火以位。"其含义是简单而朴素的，是从运气而言。南宋·陈无择在《三因极一病证方论·君火论》中始论及"君火"。其曰："五行各一，唯火有二者，乃君、相之不同。相火则丽于五行，人之日用者是也；至于君火，乃二气之本，万物之所资始。人之初生，必投生于父精母血中而成形。精属肾，肾属水，故天一而生水；血属心，心属火，故地二生火。识为玄，玄为水，故天三而生木则知精血乃才成于识。以识动则暖，静则息，静息无象，暖触可知，故命此暖识以为君火。然其所以谓之君者，以不行炎暑，象君之德，万物资始。"说明当时陈无择认为，君火为二气之本，为万物之源，是人与生俱来的"暖识"，而认为"相火"只是人"日用"之火。刘完素《素问病机气宜保命集》曰："左肾属水，男子以藏精，女子以系胞，右肾属火，游行三焦，兴衰之道由于此，故七节之旁有小心，是言命相火也。"首次讨论了"相火"的位置和特点，而同为金元时期的李东垣和朱丹溪在刘河间此说基础上，则对"相火"大加发挥。其中，朱丹溪的"相火论"论述得最为全面。朱丹溪的"相火论"源于"阳有余阴不足论"，因而与理学相关学说的影响有着内在的联系。理学观点认为，宇宙间的一切事物都处于恒动的状态之中。理学家周敦颐在《太极图说》中指出，宇宙万物的本源由"无极——太极——阴阳——五行——万物"。对于事物之动静的认识，其曰："动而无静，静而无动，物也；动而无动，静而无静，神也。"朱熹则认为，宇宙万物是"理——气——万物"的模式。"静者养动之根，动所以行其静"，认为动静也是相互为用，相互转化的。动静本非绝对。朱丹溪受此启发，将理学的动静观结合《内经》运气学说中运气与五行之间的关系，论证五行之火产生于先天太极，进一步加以阐发。朱丹溪之"相火论"，是他学术思想的核心部分。他认为人身有君火、相火之分。其云："惟火有二，曰君火，人火也；曰相火，天火也。""形气相生，配于五行，故谓之君。""生于虚无、守位禀命，因其动而可见，故谓之相。"

2."相火论"之内容

朱丹溪借用《内经》中"君火""相火"两词，而赋予其在人体正常状态及病变情况下的不同概念。他禀陈无择之说，以为五行之中的火与其他四行不同，五行"各一其性，唯火有二"，"曰君火，人火也；曰相火，天火也"。二火的共同点是"动"，"火内阴而外阳，主乎动者也，故凡动皆属火"。君火和相火的区别在于其名、位、形、气各有不同，五行归属亦不相同。君火"以名而言，形气相生，配于五行，故谓之君"，而相火"以位而言，生于虚无，守位禀命，因其动而可见，故谓之相"。君火，即指有形、有气、有名、五行属火的心，"心，君火也，为物所感则易动"，更特指精神情志活动。相火无一定形质，不独居一脏，因其活动而有所表现，特指人体生命活动的动力，乃人身之动气而生生不息。由于朱丹溪是从理学太极动静立论的，动静相对而言，动乃恒动，静则为相对之静，可以说是从恒动论天人感应，其引用《易传》"吉凶晦吝，皆生乎动"，在《格致余论·相火论》中说："天主生物，故恒于动；人有此生，亦恒于动。其所以恒于动，皆相火之为也。"说明人能恒于动则是相火的功能表现，相火的意义在于其恒动的特性，可以维持人体生生不息的生命活动，因为其外延比君火更为广泛。这种相火，在于天，泛指生阳之气；在于人，含有"生气之原"的意义，是脏腑之本、经脉之根、呼吸之门、三焦之原。相火之"动"有二重性，即"天主生物，故恒于动；人有此生，亦恒于动。其所以恒于动，皆相火之为也"。因而，"天非此火，不能生物；人非此火，不能有生"。

　　朱丹溪比较全面地论述了"相火"的内容并扩大其范畴，阐明其在疾病状态下的致病机制。朱丹溪认为，相火并非存在于虚无缥缈之间。在自然界，火生于"木之气"或"水之气"；以人体而言，相火寄于肝、肾两脏，故言"肝肾之阴，悉具相火"。相火有正常状态和疾病状态之分，正常状态下的相火指的是正常的阳气之动，就是生命的动力，其物质基础是肝肾之精血，具有维持人体生命活动的重要作用，后世称"命门之火"为

"生气之源"，也是受此启发；而相火过动的状态是为"相火妄动"，则为"疾病状态下之相火"，它必然会过度消耗精血，"煎熬真阴"。朱丹溪指出，肝肾两脏皆有相火，"其系上属于心，心，君火也，为物所感则易动，心动则相火亦动，动则精自走，相火翕然而起，虽不交会，亦暗流而疏泄矣"，认为心火则是人火，"为物所感则易动"，心动则相火随之而动。这种妄动的相火，就不再是生命之火，而是煎熬真阴的邪火了。而这种妄动之相火也指邪火，即思想为物欲所惑，五志化火。《格致余论·相火论》曰："火起于妄，变化莫测，无时不有，煎熬真阴，阴虚则病，阴绝则死。"朱丹溪认为，疾病状态下之相火是阴虚火旺，是邪火，是"元气之贼"。同时，其进一步发挥，在《素问玄机原病式》中云："诸风掉眩属于肝，是火之动；诸气郁属于肺，是火之升；诸湿肿满属于脾，是火之胜；诸痛痒疮疡属于心，是火之用。亦皆相火之为病，见于五脏者。"可见朱丹溪的"相火论"，不仅指肝肾之阴虚火旺，而且包括五脏六气之火。他把前者称为人欲之火，后者称为天造之火。就是说，疾病状态下之相火也包括虚火和实火两方面。朱丹溪认为，相火为病极其广泛，既包括内伤"五性厥阳之火"戕害人体，又涉及外感火热之邪，或邪从火化引起诸病。例如：《格致余论·相火论》曰："考诸《内经》，少阳病为瘈疭，太阳病时眩仆，少阴病瞀暴喑郁冒不知人，非诸热瞀瘈之属火乎？少阳病恶寒鼓栗，胆病振寒，少阴病洒淅恶寒振栗，厥阴病洒淅振寒，非诸禁鼓栗如丧神守之属火乎？少阳病呕逆、厥气上行，膀胱病冲头痛，太阳病厥气上冲胸、小腹控睾引腰脊上冲心，少阴病气上冲胸、呕逆，非诸逆冲上之属火乎？少阳病谵妄，太阳病谵妄，膀胱病狂癫，非诸躁狂越之属火乎？少阳病胕肿善惊，少阴病瞀热以酸、胕肿不能久立，非诸病胕肿疼酸惊骇之属火乎？"

后世有评论说，朱丹溪将火热之证多归咎于相火为患，而混淆了火热证的内因与外因，以致"相火"的概念模糊不清，难免引起后人非议。特别是以张景岳为代表的明代温补学派，对朱丹溪的"相火论"持激烈的反对态度。张景岳认为，朱丹溪此论是为了阐明其火热理论而一味地提倡其补阴之说，但是他认为"相火并非邪火"，而只是强调"相火为真阳之气，本非邪火"，这种观点忽略了内生火热的病机理论，也是不全面的。同时，张景岳还认为，朱丹溪所倡导的使用知、柏滋阴降火是不妥的，他说："知、柏止堪降火，安能补阴？若任用之则戕伐生气而阴愈以亡，以此补阴，谬亦甚矣。"而事实上，朱丹溪用知、柏滋阴，是"取其味辛能泻水中之火"之意，偏重于泻火而养阴。总之，张景岳和朱丹溪在"相火"的问题上的焦点在于对于疾病认识的角度不同。张景岳多从虚论治，以补为主；而朱丹溪则以泻火为主，以泻求补。事实上，内生火热之证中，实火和虚火均是客观存在的，临证当仔细辨证以得到适宜的治疗方法。

根据朱丹溪基于对相火之属性的认识，提出相火妄动、阴虚阳亢是病机的核心，这一思想也影响了其对相关疾病的认识和判断，进而决定了治疗思想。因此，在防治相火妄动方面，朱丹溪一方面吸收了刘完素和张元素降心火、升肾水，及李东垣泻水中之火的治疗思想，讲究补水泻火，善用知母、黄柏等药；另一方面，则参照理学的思想制定治疗原则，十分重视神志方面的摄养，主张静以制动，以理智克服欲念，使五志不妄动。如朱丹溪指出："儒者立教，曰正心、收心、养心，皆所以防此火之动于妄也；医者立教，恬淡虚无，精神内守，亦所以遏此火之动于妄也。盖相火藏于肝肾阴分，君火不妄动，相火惟有禀命守位而已。焉有燔之虐焰，飞走之狂势也哉？"朱丹溪认为，君火与相火之间具有主次从属关系，强调"正心""收心""养心"，以理智克服欲念，是抑制相火妄动的关键，其有裨于养生保健、延年益寿。《格致余论·相火论》中也引朱熹之说："朱子曰：必使道心常为一身之主，而人心每听命焉，此善处乎火者。人心听命乎道心，而又能主之以静。彼五火之动皆中节，相火惟有裨补造化，以为生生不息之运用耳，何贼之有？"可见，朱丹溪将理学的心性修养方法引入医学之中，使之成为了防病治病的指导原则和有效方法。从方药治疗来看，朱丹溪对于火热病的认识多禀从"相火论"。如《丹溪治法心要·火》中，以"相火论"为主导，提出"阴虚火动难治，虚火可补，实火可泻；轻者可降，重者则从其性而升之；火郁可发，当看何经，凡气有余便是火，火过甚者，必缓之。以生甘草兼泻兼缓，参术亦可。有可发者二，风寒外来者可发，郁者可发。有补阴则火自降者，炒黄柏、地黄之类。"又说："有补阴则火自降者，炒黄柏、地黄之类。"并创制大补阴丸（生地黄、知母、黄柏、龟板、猪脊髓）以滋阴降火并用，是治疗肝肾阴虚、相火妄动之证的代表方剂。

（三）"气血痰郁"学说

朱丹溪以治杂病著称于世。朱丹溪弟子方广曰："求其可为万世法者，张长沙外感，李东垣内伤，刘河间热证，朱丹溪杂病，数者而已。"明·王纶将其杂病治疗心法归纳为"气血痰郁"四个方面。朱丹溪认为，一切杂病不外乎气、血、痰、郁，在治法上，以气、血、痰、郁为纲，以六气致病为目，从而分辨标本先后、地土方宜以审病求因。其所用方剂，气用四君子汤，血用四物汤，痰用二陈汤，郁用越鞠丸，随证加减。朱丹溪在杂病辨证施治方面的影响，在某种程度上远远超出了"滋阴学说"，在中医学术发展中也占有非常重要的地位。

1. 气血

气血论治，是朱丹溪学术思想的重要组成部分，是其"攻邪宜详审，正气须保护"这一治疗思想在临床上的重要体现。在气血论治中，常用的四君子汤和四物汤均以补气养血为主，说明朱丹溪出于保护正气的思想而独重其虚损不足，并将有关气病、血病的实证基本归结于怫郁不畅而从郁论治。

《格致余论》在论述气血之间的关系及致病特点时提到："血气者，身之神也。神既衰之，邪因而入，理或有之。若夫血气两亏，痰客中焦，妨碍升降，不得运用，以致十二官各失其职，视听言动皆有虚妄。"《局方发挥》"气病门"指出有冷气、滞气、逆气、上气等，言"气之为病，或痞或痛，不思食，或噫腐气，或吞酸，或嘈杂，或膨满。自气成积，自积成痰"。朱丹溪认为，气病可以导致血病，可以产生痰证，可以出现其他脏腑的多种病变。

在以气血为纲领的辨证论治中，朱丹溪重在补虚。其在《格致余论》中强调重视气血、保护正气，但在治疗当中，也并非机械地搬用四君子汤成方，而是以参、术为补气要药。治疗血虚之病，朱丹溪则善用四物汤加减，而并不局限于专治女科诸病。朱丹溪医案中，记载应用四物汤诊疗阴虚咳嗽、暑伤血分之疟疾、咳血、便血、血虚湿热所致的腿痛等，临证加减，每获良效。

在论及气之升降失常方面，朱丹溪认为，气血是否畅达与脏腑功能关系尤为密切，特别强调脾胃在气机升降之中的作用，指出"脾具坤静之体而有乾健之运，故能使心肺之阳降，肝肾之阴升而成天地交泰矣"，认为脾胃位于中焦，乃人体气机升降之枢纽，脾胃健运则阳降阴升，天地交泰则气血冲和。脾胃及诸脏腑功能失常所造成的人体偏寒、偏热、偏虚、偏实都会进而影响人体的气机升降，从而导致气滞而痰凝、化火、成瘀，而痰、火、瘀又可以加重气机失调。

2. 痰证

朱丹溪对痰邪致病非常重视，在"气血痰郁"四伤学说中，对痰的论证颇为详实。如《丹溪心法》中曰："凡痰之为患，为喘为咳，为呕为利，为眩为晕，心嘈杂、怔忡惊悸，为寒热肿痛，为痞隔，为壅塞，或胸胁间辘辘有声，或背心一片常为冰冷，或四肢麻痹不仁，皆痰饮所致。"又说：

"百病中多有兼痰者。"在论述痰证之病机时指出，"气郁为湿痰"，"因气成积，因积成痰"，认为痰证与郁证（气郁）有密切关系。《丹溪心法》引严用和之论曰"人之气道贵乎顺，顺则津液流通，决无痰饮之患，调摄失宜，气道闭塞，水饮停于胸腑，结而成痰"，说明痰与郁具有共同的病机基础。朱丹溪将痰证分为湿痰、热痰、食积痰、风痰、老痰等，列出主治药物并阐明痰的部位。可以说，朱丹溪对痰证的临床表现、病机转变、诊法方药均有精辟的论述，极大地促进了痰证理论与临床诊治的发展。有关朱丹溪对痰证的具体诊疗，将在临证经验中详细论述。

3. 郁证

朱丹溪论治杂病以"气血痰郁"为其辨证纲领，在"气血痰郁"之中，尤为重视"郁"证，也以论治"郁证"更有特色。他认为"郁"在疾病发生发展过程中是非常重要的因素之一。《素问·六元正纪大论》中论及"五郁"，分别指"木郁""火郁""土郁""金郁""水郁"。《内经》中的"五郁"是运气学概念，五郁治法则是针对运气变化所致疾病的治疗方法。朱丹溪则综合了六淫、七情等内外致病因素，结合自己的临床实践，创立了"气郁、湿郁、痰郁、火郁、血郁、食郁"的六郁学说，朱丹溪的"六郁"，不单纯指病因而言，而是指"气血怫郁"证及其病因病机。后世的医家以五行为中介，将"五郁"与五脏相联系，并与朱丹溪的"六郁"结合，将"五郁"演变为五脏之"郁"的病机学概念，而五郁治法则发展为针对多种"郁"病机的重要治法。

（1）六郁的关键

《丹溪心法·六郁》曰："气血冲和，万病不生，一有怫郁，诸病生焉。故人身诸病，多生于郁。"朱丹溪在此强调情志抑郁在疾病发生中的作用，指出情志不畅会导致人体气机郁结，进而引起其他郁滞相因为病。因此，气、血的郁滞是导致发病的重要因素。关于"郁"的形成，其弟子戴原礼评论说，"郁者，结聚而不能发越者"，属于"升者不得升，降者不得降，变化者不得变化"，传化失常，则会出现六郁之病。而六郁之中，以气郁最为关键，因气郁可能导致聚湿、生痰、食积、血瘀、化火等。观其六郁，无不因气郁所致。由于气机郁滞，可导致食郁和湿郁；影响水液代谢和津液输布，则导致湿郁和痰郁；影响血液的运行则血郁；诸郁久而化火生热，则可导致火郁。所以说，六郁可单独为病，但在一般情况下，多相因为病或可转化兼夹为病。虞抟在《医学正传·郁证》指出："气郁而湿滞，湿滞而成热，热郁而成痰，痰滞而血不行，血滞而食不消化，此六者皆相因而为病也。"其以气郁为根本论六郁之形成。"久郁则蒸热，郁久必生火""气有余便是火"，此亦为朱丹溪的重要学术观点，可见六郁之中，其最重视气郁和火郁，而气郁、痰郁、血郁三者为最常见，可引起多种疾病的发生。

（2）六郁的辨治

基于对六郁的认识，朱丹溪详述总结了六郁的证候特点。其曰："气郁者，胸胁痛，脉沉涩；湿郁者，周身走痛，或关节痛，遇阴寒则发，脉沉细；痰郁者，动则喘，寸口脉沉滑；热郁者，瞀闷，小便赤，脉沉数；血郁者，四肢无力，能食便红，脉沉；食郁者，嗳酸，腹饱不能食，人迎脉平和，气口脉紧盛。"

朱丹溪创制越鞠丸治疗诸郁（气、血、痰、火、食、湿），此方以苍术、川芎为总解诸郁之药，随证再加入诸药。此外，其对于分治六郁的方药也有具体论述，对后世启发很大，临床沿用其用药思路至今。如治气郁，用香附、苍术、川芎；治湿郁，用白芷、苍术、川芎、茯苓；治痰郁，用海石、香附、姜制南星、瓜蒌等；治热郁，用炒栀子、青黛、香附、苍术、川芎；治血郁，用桃仁、红花、青黛、川芎、香附等；治食郁，用苍术、香附、山楂、神曲等。同时，根据不同季节对人体状态的影响，强调春天应加川芎以活血，夏天加苦参以清热燥湿，秋冬则加吴茱萸。对于朱丹溪的六郁证治，清·费伯雄在《医方论》中评述说："岂一时而六郁并集者乎？须知古人立方不过昭示大法，气郁者香附为君，湿郁者苍术为君，血郁者川芎为君，食郁者神曲为君，火郁者栀子为君。"此说对后世学习和应用朱丹溪的治疗郁证的临证经验有很大启发。

朱丹溪针对六郁所创制的名方越鞠丸，出自《丹溪心法》卷三。其曰："越鞠丸，解诸郁。又名芎术丸。苍术、香附、抚芎、神曲、栀子各等份。上为末，水丸如绿豆大。"此方是朱丹溪所创名方之一，主以温散之法治诸郁证。气机郁滞得开，便可郁散痰消，故苍术、香附、川芎是散郁要药。方中用苍术、川芎总解诸郁，主治郁在中焦，而随证加入诸药，用香附理气以解气郁、痰郁，苍术、白芷燥湿以解湿郁，栀子清热以解热郁，川芎活血理血以解血郁，神曲消食导滞以解食郁。此方中诸药共奏行气解郁之效，对临床上各种原因所导致的六郁之证可奏奇效，至今在临床上仍被广为应用。六郁证治，是朱丹溪杂病诊治方面的重要内容。越鞠丸之创方精神，则集中体现了朱丹溪诊治六郁的辨证思路和用药法则，临床可根据郁证的病因病机和郁滞的不同程度随证加减。此方行气解郁，治疗由于气、血、痰、火、湿、食等郁结所致胸膈痞闷，或脘腹胀痛、嘈杂吐酸、饮食不化、嗳气呕吐等病证，至今仍在中医临床广泛使用。

案例 1

一少妇，年十九，因大不如意事，遂致膈满不食累月，惫甚，不能起坐，巳、午间发热面赤，酉、戌退，夜里小便数而点滴，脉沉涩而短小，重取皆有，经水极少。此气不遂而郁于胃口，有瘀血而虚，中宫却因食郁而生痰。遂补泻兼施，以参、术各二钱，茯苓一钱，红花一豆大，带白陈皮一钱，浓煎，食前热饮之。少顷药行，与粥半匙；少顷，与神佑丸减轻粉、牵牛，细丸如芝麻大，津液咽下十五丸，昼夜二药各进四服；至次日，食稍进；第三日，热退，面不赤；七日而愈。（《名医类案·郁》）

按语：本案患者因"大不如意事"，而致气、血、食、火、痰郁。所谓"六郁"，此案中有"五郁"，但又有"急甚，不能起坐"，因而辨证为虚实夹杂之证。朱丹溪施以"补泻兼施"之法。方以参、术补气，红花、陈皮解郁。其中，虽用神佑丸但减轻粉、牵牛，且以糜粥养护胃气，充分体现了朱丹溪治病的王道精神。

案例2

丹溪治一室女，因事忤意，郁结在脾。半年不食，但日食熟菱米枣数枚；遇喜，食馒头弹子大，深恶粥饭。朱意脾气实，非枳实不能散，以温胆汤去竹茹，与数十帖而安。（《名医类案·郁》）

按语：本案患者亦因情志不遂，而郁结于内。朱丹溪谓之"脾气实"之证，指出用枳实以破气散郁，温胆汤可清热燥湿、理气化痰、和胃利胆，取其行气散郁之力而见功。

总之，朱丹溪认为，体内之病患皆由气、血、痰、郁所致。其"气血痰郁"理论一直指导着后世杂病诊治。正如清·程国彭《医学心悟》所曰："杂证主治四字者，气、血、痰、郁也。丹溪治法，气用四君子汤，血用四物汤，痰用二陈汤，郁用越鞠丸，参差互用，各尽其妙。薛立斋从而广之……务在平时，将此气、血、痰、郁四字反复讨论，曲尽其情，辨明虚实寒热，轻重缓急，一毫不爽，则临证灼然，而于治疗杂症之法，思过半矣。"朱丹溪有关气、血、痰、郁的辨证论治理论与临证经验，受到后世历代医家的普遍重视并运用于临床。

（四）养生理论

朱丹溪不仅是内伤杂病论治的大家，同时也是颇有建树的养生学家，其滋阴养生、茹淡、房中摄养等独特的养生思想在养生学领域也具有相当的影响。例如：朱丹溪提出："与其求疗于有病之后，不若摄养于无疾之先……未病而先治，所以明摄生之理。"由此可见他对养生保健的高度重

视。其所述养生理论中，以养阴抑阳、去欲主静为基本原则。朱丹溪的
"阳有余阴不足论"，强调人体在正常情况下即存在阳易亢、阴易亏的趋势。
此论提出的目的，旨在教人注意顾护阴精，使得"阴平阳秘"，才能达到身
体健康、颐养天年的目的。而朱丹溪的养生理论即是其"阳有余阴不足论"
在养生方面的具体运用。理学之"存天理，灭人欲"的思想影响到医学，
是朱丹溪开风气之先，因而提出养生宜"主静"的原则，把养阴抑阳作为
贯穿于生命过程的主要摄生原则。《格致余论》中的许多篇章，如"饮食色
欲箴序""茹淡论""房中补益论""养老论""慈幼论"等，都论述了养阴
与摄生的密切关系，并谆谆告诫人们对阴气要"善于摄养"，要时时以保护
人体阴精为要。具体而言，其养生理论与方法有以下特点：

1. 茹淡饮食，使味不偏

朱丹溪本人善于摄养。据史料记载，朱丹溪70多岁时，仍形体矫健，
精力充沛，面色红润而光泽。他概括的养生之法为"唯滋阴摄养、茹淡、
恒动也"。所谓茹淡，主要表现在饮食方面。《格致余论》中的"茹淡论"，
主张以清淡食物养阴护胃，反对肥腻厚味以伤阴。同时，劝导人们"饮食
尤当谨节"。他认为淡薄之食有益于健康，言"山野贫贱，淡薄是谙；动作
不衰，此身亦安"。可以说，人之饮食五味分为两类，一类出于天赋，一类
成于人为；谷菽果菜乃天之所赋，为自然冲和之味，人食之有补阴之功；
人为之味则是由烹饪调和所添加而成，可致残伐命。朱丹溪认为，各种食
物有其味之偏性，但都属于冲和之味，守之茹淡，可以收心降火，对养生
有益；如过用偏厚之味，则会纵欲而火自内生。因此他主张多食粳米、蔬
菜而少吃肥鲜，否则会助阴火而致毒。

2. 推崇"倒仓"，清除郁积

《丹溪心法》中的"倒仓法"，也体现了朱丹溪养生思想的特点。朱丹
溪认为，"倒仓法"可以"推陈致新，扶虚补损，可吐可下"。仓，乃"积

谷之室"。倒，则是指"倾去积旧，使之洁净"。具体方法是用黄色肥牯牛腿精肉二十斤或十五斤，长流水于大锅内煮，以肉烂渣为度，滤去渣，用肉汤再熬如琥珀色。令人隔宿不吃晚饭，于五更时分，密室不通风处，温服一钟，隔一会儿，再续服七八钟，饮时须慢饮，稍后则见吐、下，会出现身体皮毛皆痛。朱丹溪还介绍了在不同情况下使用"倒仓法"的注意事项，并且强调"上下积具出尽"，必须达到大便中见胡桃肉状无臭气则止。之后睡一二日，如果觉得饿可以喝一点粥。三日后，可以进食少许菜羹。半月后，则觉精神焕发，形体轻健。据朱丹溪所言，此法可使"沉疴悉安"，"却疾养寿"。后世对此有争议，王孟英尤其反对，当慎用。

3. 房中养生，注重节欲

受理学思想的影响，朱丹溪认为，"人之情欲无涯"，要想做到保护阴精，延年益寿，须"远彼帷薄，放心乃收"。为此，《格致余论》"饮食色欲箴序"中提出"远帏法"和"收心法"。朱丹溪房中养生思想的根本是注重节欲，即从保护阴精的观念出发，倡导晚婚节欲，顾护精气。朱丹溪认为，人体阳常有余而阴精难成，所以时时告诫幼年时不宜过于饱暖，以护阴气；青年当晚婚，以待阴气成长；婚后当节制房事，摄护阴精。总之，朱丹溪处处以摄养阴精为要。

在"阳有余阴不足论"中，朱丹溪提出节欲的具体措施：即逢三虚之时不可同房。三虚即一年之虚，一月之虚和一日之虚。四、五、六、十、十一月是一年之虚时；上弦前、下弦后、月廓空，为一月之虚时；大风大雾、虹霓飞电、暴寒暴热、日月薄蚀、忧愁忿怒、惊恐悲哀、醉饱劳倦、谋虑勤动皆为一日之虚时。逢此之时，则人身阴气消乏。古人认为，天地阴阳造化之机，日为阳，月为阴，人与天地相应，人身之阳气随着日落日升而消长，人身的阴气随着月圆月亏而盛衰。一月当中，上弦前至下弦后这一段时间，人体阴气最低，故当节欲以保阴精。再论一日之虚，凡大风大雾、虹霓飞电、暴寒暴热、日月薄蚀、忧愁愤怒、惊恐悲哀、醉饱劳倦、谋虑勤动，凡此种种皆为一日之虚，逢此之时，皆不可交接，犯之则伤精，于身为害。他如病患初愈、疮痍正作，非一日之虚所能概括，当属病体之虚，其阴亏可知，更当分居以自保。若不注意养护阴精，则壮年即有老态。

基于朱丹溪的观点，成年男女，时逢三虚，便当节欲。然人之情欲无涯，相火易动，晓之以理固易，临事实施却难。朱丹溪深知此情，所谓"温柔之盛于体，声音之盛于耳，颜之盛于目，馨香之盛于鼻，谁是铁汉心不为之动也"，于是提出善摄生者，当于一年之虚的五个月，外出独居；他如一月之虚，"亦宜暂远帷幕，各自珍重，保全天和"。

4. 正心收心，养性为要

朱丹溪吸收儒家观点，主张以儒家教义正其心为先，重视养性，提出人应该正心、收心、养心，使心不乱，以防止相火妄动，如同医家之"恬淡虚无，精神内守"一样，乃养生家之要诀。针对动易静难，朱丹溪特别重视养性，强调"主之以静"，提倡通过高尚的道德修养，来克服各种私欲妄念，也就是所谓"人心听命乎道心"。很显然，这种主张是渗透着程朱理学思想的。以儒家之理参悟医家养生之道，既效法北宋周敦颐倡导的"圣人是之以中正仁义而主静"，又推崇南宋朱熹的主张，"必使道心常为一身之主，而人心每听命焉"。夫人心有形，生而即有；道心无形，修炼始备。朱丹溪所倡导的以养阴为中心的养生方法，就是一个以静为核心的修炼道心的过程，即达到"使人心听命于道心而又主之于静"的境界，不但能抑制情欲的放纵，而且能控制自己的喜、怒、忧、思、悲、恐、惊的七情活动。但在主静的同时，朱丹溪还是倡导"动静结合"。他在"相火论"中首先提出生命之所以能够延续，皆由于动。其云："天主生物，故恒于动；人有此生，亦恒于动。"

此外，关于老年人养生，朱丹溪指出："夫老人内虚脾弱，阴亏性急，胃热则易饥而思食，脾弱难化则食已而饱，阴虚难降则气郁而成痰。"因此，宜多食"谷菽菜果，自然冲和之味，有食人补阴之功"。朱丹溪还创制了延寿丹、还少丹和补天丸之类的补药，专供老年人服用，以利于健脾温肾，益寿延年。

（五）批评《局方》之弊

从两晋南北朝到隋唐时期，医学发展的总体特点是，在医疗实践方面积累了丰富的经验，其标志是大批方书的出现。如唐代的《千金方》和《外台秘要》、宋代的《太平圣惠方》《圣剂总录》，都收方过万，是当时方书之集大成，也是历代实践经验的总结积累。这些名方，经过反复试验，确实疗效确切，并经官方医疗机构以标准处方的形式颁布，因此具有极大的权威性和一定的实践基础。如北宋时官方成立的"太平惠民局"和"和剂局"，经过一段时间对诸多方药的筛选和鉴别，使之由博反约，选择出临床行之有效的方剂汇编成册，并以官方医疗机构的标准处方集形式颁布。当时，无论是民间还是医生，如遇疾病常以该书据证检方。这些名方的普及固然为医生提供了重要参考，也因其具有权威性和便捷性而风行一时，对医学的发展起到了一定的积极作用。但由于当时某些医家墨守成规，对临床诊疗规律缺乏深刻的理论认识，导致当时滥用《局方》，方多药众，临床无所适从，再加上《局方》之处方用药偏于温燥，因其为朝廷制定和颁发，因而流传甚广，滥用后造成温燥伤阴、阴虚阳亢的病证。

刘完素的弟子荆山浮屠来江南，传其学于罗知悌，罗知悌再传朱丹溪，于是刘完素之学大行江南。但是东南土卑地薄，人的禀赋体质与西北不同，南北风气饮食也有所不同，用药亦自当有别。朱丹溪受其师罗知悌的影响，加上自己多年的临床实践，深感滥用《局方》之危害日甚，故力主古方不可治今病。朱丹溪在《格致余论》自序中有以下记载："因追念先子之内伤、伯考之瞀闷、叔考之鼻衄、幼弟之腿痛、室人之积痰，一皆殁于药之误也，心胆摧裂，痛不可追。"又说："由是不能不致疑于《局方》也。《局方》流行，自宋迄今，闾间南北，翕然而成俗，岂无其故哉！徐而思之，湿热相火，自王太仆注文已成湮没，至张、李诸老始有发明。"说明在当时的中医界，《局方》之影响甚为深远，以至于滥用温燥药物成风，而滥用温燥之药的危害还不仅仅于此，更大程度上是影响了中医临床的思维方式，抛弃了从张仲景而来的辨证论治原则，这是朱丹溪所最为痛心的。他曾指出"鼋间豆疮石越一家，率得陈氏方，幼童死者百余"的沉痛教训，皆是由于"《局方》之教久行，《素问》之学不讲"所造成的，指出人们忽视疾病发生发展的规律性，而一味墨守成方的危害。

在这种背景下，朱丹溪力纠滥用《局方》之弊，特著《局方发挥》一书，旨在纠正时弊，挑战权威，对当时《局方》大行南宋所辖地区（淮河以南、长江地域）提出批评，指出："和剂局方之为书也，可以据证验方，即方用药，不必求医，不必修制，寻赎见成丸散，病痛便可安痊，仁民之意可谓至矣。自宋至今，官府守之以为法，医门传之以为业，病者持之以立命，世人习之以成俗。"《局方发挥》中还说"医之视病问证，已得病之情矣。然病者一身血气有浅深，体段有上下，脏腑有内外，时月有久近，形志有苦乐，肌肤有厚薄"，所以要考虑到"标本有先后，年有老弱，治有五方，令有四时；某药治某病，某经用某药；孰为正治反治，孰为君臣佐使"，强调医生治疗时要"贵乎其中"。因当时有些医生对《局方》常常过于拘泥，乃至"按图索骥"。朱丹溪虽身处《局方》盛行的时代，但其依然重视辨证论治。《局方发挥》虽然篇幅不大，但论证比较严谨，说理比较透彻，朱丹溪主张治病临证当如"对敌之将，操舟之工"，针对病情千变万化，根据理法方药一致的原则，"合是数者，计较分毫，议方治疗，贵乎适中"。其中关键是理论，"操古方以治今病，其势不能以尽合，苟将起度量，立规矩，称权衡，必也《素》《难》诸经乎"？朱丹溪还指出："圆机活法，

《内经》俱举，与经意合者，仲景之书也。"认为张仲景是理法方药一致的辨证论治精神的代表，"仲景因病以制方，局方制药以俟病"是两家的根本分歧。所以，"后之欲为方圆平立者，必于是而取则焉"，向张仲景学习辨证论治的原理和方法。《局方发挥》的主旨在于，朱丹溪以其"古方不能治今病"的思想，阐述辨证论治精神，批评滥用《局方》的问题，给后世医家以很大的启示，使中医辨证论治这一法则得到发扬。朱丹溪反对滥用香燥之药，提倡苦寒补阴之法，对后世也产生了很广泛的影响。

朱丹溪

临证经验

一、诊治法则 🦢

（一）诊法要领

1. 司外揣内，四诊合参

朱丹溪是临床大家，对诊法有独到的理论认识，在其著作中有专篇论及诊法。如在《丹溪心法》中有"能合色脉可以万全"论，《格致余论》中有"治病先观形色然后察脉问证论"，对诊法的认识非常独到，如其提出"欲知其内者，当以观乎外；诊于外者，斯以知其内。盖有诸内者形诸外，苟不以相参而断其病邪之逆顺，不可得也"的诊断思想。朱丹溪所论之诊法，在《黄帝内经》基础上，结合临床实践又有所发挥。他在继承《黄帝内经》诊法理论的同时，特别强调色脉合参。如《丹溪心法·能合色脉可以完全》中说："此先言五色，次言五脉，欲后之学者望而切之以相合也。厥后扁鹊明乎此，述之曰：望而知之谓之神，切脉而知之谓之巧。深得《黄帝内经》之理也。下迨后世，有立方者，目之曰神巧万全，厥有旨哉。"朱丹溪强调"司外揣内"和"四诊合参"，是《黄帝内经》以来中医诊法的核心观念，对于中医诊法的临床运用具有重要的指导意义。

2. 能合色脉，可以万全

朱丹溪在论述《素问》中"能合色脉，可以万全"时说："原夫道之一气，判而为阴阳，散而为五行，而人之所禀皆备焉。夫五脉者，天之真，行血气，通阴阳，以荣于身；五色者，气之华，应五行，合四时，以彰于面。惟其察色按脉而不偏废，然后察病之机，断之以寒热，归之以脏腑，随证而疗之，而获全济之效者，本于能合色脉而已。"《格致余论·治病先观形色然后察脉问证论》中也指出："形色既殊，脏腑亦异，外证虽同，治法迥别。"不仅论述了诊病时诊脉、察色的原理，而且充分强调了察色按脉不可偏废，临证时应当重视形色之变，然后参合脉证，综合分析，辨证治病。此书中还举例说："假令肝色如翠羽之青，其脉微弦而急，所以为生；若浮涩而短，色见如草滋者，岂能生乎？心色如鸡冠之赤，其脉当浮大而散，所以为顺；若沉濡而滑，色见如衃血者，岂能顺乎？脾色如蟹腹之黄，其脉当中缓而大，所以为从；若微弦而急，色见如枳实者，岂能从乎？肺色如豕膏之白，其脉当浮涩而短，所以为吉；若浮大而散，色见如枯骨者，岂能吉乎？以至肾色见如乌羽之黑，其脉沉濡而滑，所以为生；或脉来缓而大，色见如炱者死。"同时，还引《素问·经脉别论》曰："诊病之道，观人勇怯、肌肉、皮肤，能知其情，以为诊法也。"由上可知，朱丹溪是以"形、色"来统称望诊，并强调"色脉合参"。其引用《素问·五脏生成》所云："心之合脉也，其荣色也。夫脉之大小滑涩沉浮，可以指别，五色微诊，可以目察，继之以能合色脉，可以万全。谓夫赤脉之至也喘而坚，白脉之至也喘而浮，青脉之至也长而左右弹，黄脉之至也大而虚，黑脉之至也上坚而大。"

脉诊方面，朱丹溪提出注意事项：①"肥人责脉浮，瘦人责脉沉，躁人疑脉缓，缓人疑脉躁"，认为诊脉当因人而异，需考虑人之肥、瘦、躁、缓，不能盲目地取无过之脉。②列举《脉经》24部脉，认为诸脉大多相兼，不能单取一脉。③归类诊脉纲领，提倡以浮、沉、迟、数为纲，以候寒、热、虚、实。④诊脉必重取至骨，察看脉象有力或者无力，以辨病机之真假和虚实。其在"涩脉论"中还提出，重按至骨以后当"以意参之，于证验之"，尤其强调取脉应因人而异。"治病先观形色然后察脉问证论"则提醒医者临证宜先看形色，再察脉问证。

综上所述，朱丹溪从《内经》诊法理论出发，系统论述了色脉相生相克的具体内容，体现出其重视色脉，尤其强调望诊和脉诊。

3.重视问诊，辨证论治

问诊方面，其临证必定询问病史、生活起居、饮食习惯、体质、习性等。如：《格致余论·治病必求其本论》载有其病案两则，同为积食，朱丹溪反复询问患者，了解饮食嗜好，如案例1记载"喜食鲤鱼，三年无一日缺"，案例2记载"每日必早饮点剁酒二三盏"，将饮食之特殊嗜好作为辨证论治的重要参考。

（二）治疗原则

1.治病求本，重在审因

朱丹溪特别强调"治病必求于本"。如：《格致余论·治病必求其本论》曰："病之有本，犹草之有根也。去叶不去根，草犹在也。治病犹去草。病在脏而治腑，病在表而攻里，非惟戕贼胃气，抑且资助病邪。"他认为治病求本的基本方法是重在审因，找到疾病的根本问题所在。此篇中还列举了三则病例：

案例1

族叔祖年七十，禀甚壮，形甚瘦，夏末患泄利，至深秋百方不应。予视之日，病虽久而神不悴，小便涩少而不赤，两手脉俱涩而颇弦，自言膈微闷，食亦减。因悟曰：此必多年沉积，僻在胃肠。询其平生喜食何物，曰：我喜食鲤鱼，三年无一日缺。予曰：积痰在肺。肺为大肠之脏，宜大肠之本不固也。当与澄其源而流自清。以茱萸、陈皮、青葱、蒌苜根、生姜，煎浓汤和以砂糖饮一碗许，自以指探喉中，至半时辰，吐痰半升许如胶，是夜减半。次早又饮又吐半升而利止。又与平胃散加白术、黄连，旬日而安。（《格致余论·治病必求其本论》）

案例2

东阳王仲延遇诸途，来告曰：我每日食物必屈曲自膈而下，且硬涩作微痛，他无所苦，此何病？脉之右甚涩而关尤沉，左却和。予曰：污血在胃脘之口，气因郁而为痰，此必食物所致，明以告我。彼亦不自觉。予又曰：汝去腊食何物为多？曰：我每日必早饮点剁酒二三盏逼寒气。为制一方，用韭汁半银盏，冷饮细呷之，尽韭菜半斤而病安。已而果然。（《格致余论·治病必求其本论》）

案例3

又一邻人年三十余，性狡而躁，素患下疳疮，或作或止。夏初患自利，膈上微闷，医与治中汤二帖，昏闷若死，片时而苏。予脉之两手皆涩，重取略弦似数。予曰：此下疳疮之深重者。与当归龙荟丸去麝，四帖而利减；又与小柴胡去半夏，加黄连、芍药、川芎、生姜，煎五六帖而安。（《格致余论·治病必求其本论》）

按语：朱丹溪对以上三个医案解释说："彼三人者，俱是涩脉，或弦或不弦，而治法迥别，不求其本，何以议药！"总之，朱丹溪诊病，重在求本，这个"本"就指的是"审因"，通过"因"而论"证"，寻根问源，方知疾病之根本所在，才能遣方用药。

2. 顾护胃气，不可妄攻

朱丹溪长于滋阴降火，为"滋阴派"之创始人，因此很多人误解其用药之法过于苦寒，而有克伐脾胃生气之弊。而事实上，朱丹溪非常重视顾护中焦脾胃之气，这与他在治疗脾胃疾病时继承了李东垣《脾胃论》的思想有关。同时，他又将这种治疗思想运用到其他疾病的治疗上去。朱丹溪在诊病的过程中，处处贯穿着重视脾胃、正本清源的思想。

朱丹溪认为，"夫胃气者，清纯冲和之气，人之所赖以为生者也"。又说："大凡攻击之药，有病则病受之。病邪虽轻而药力重，则胃气受伤，胃气者……惟与谷、肉、菜、果相宜。盖药石皆是偏胜之气，虽参、芪辈为性亦偏，况攻击之药乎？"认为虽病邪属实，但胃气伤者，不可妄攻。又云："饮食失宜，药饵违法，皆能致伤。既伤之后，须用调补……恣意犯禁，旧染之证尚未消退，方生之证与日俱积……而伤败之胃气，无复完全之望，去死近矣。"认为病后当节食，不可嗜欲无节而伤胃气。正因朱丹溪对脾胃的生理功能以"清和"概之，故其临证治疗脾胃疾病，无不从补养脾胃"清和"之气着手。如《局方发挥》中用牛乳、甘蔗汁治愈酒嗝；临证时喜加生姜、大枣以调护中焦、清养脾胃，因生姜、大枣药性温和，两者相配能补养脾胃之气；健脾善用性质平和之人参、白术，若用温燥之苍术也常佐甘草以甘润胃阴。即使在其他杂病的治疗中，亦不忘此要点，如治疗血虚者，朱丹溪于"四物汤中倍加白术，佐以陈皮，健脾行气，清养脾胃"，指出脾胃清和，则中脏健运，"自无以生噎嗝、反胃之患"。

3. 主张王道，反对攻邪

朱丹溪治病，主张王道，反对张子和的攻邪疗法。《格致余论·张子和攻击论注》中说："惟务攻击，其意以为正气不能自病，因为邪所客，所以为病也，邪去正气自安。因病有在上、在中、在下深浅之不同，立为汗、吐、下三法以攻之。"朱丹溪又说："因思《内经》有谓之虚者，精气虚也；谓之实者，邪气实也。夫邪所客，必因正气之虚，然后邪得而客之，苟正气实，邪无自入之理。"其质疑张子和汗、吐、下三法，认为其法与《内经》和张仲景之意相悖，并且以自己从师伺诊的经历告诫后人：行医当"用某药治某病，以某药监某药，以某药为引经……并无一定之方"；"自有攻补兼用者，亦有先攻后补者，有先补后攻者"，应当"随时取中"，并进一步强调说："攻邪宜详审，正气须保护。"

4. 善治未病，未病先防

《黄帝内经》中明确提出"圣人不治已病治未病"，这一思想在朱丹溪的治疗中也有集中的体现。《丹溪心法》中专论"不治已病治未病"，强调"防重于治"。《丹溪心法·不治已病治未病》中说："与其救疗于有疾之后，不若摄养于无疾之先。盖疾成而后药者，徒劳而已。是故已病而不治，所以为医家之法；未病而先治，所以明摄生之理。"又比喻说："尝谓备土以防水也，苟不以闭塞其涓涓之流，则滔天之势不能遏；备水以防火也，若不以扑灭其荧荧之火，则燎原之焰不能止。其水火既盛，尚不能止遏，况病之已成，岂能治欤？"生动而形象地说明了"治未病"的重要性。朱丹溪强调"摄生"是"治未病"的重要方法，比如强调"宜夜卧早起于发陈之春""宜早起夜卧于蕃秀之夏""以之缓形无怒而遂其志""以之食凉食寒而养其阳""圣人春夏治未病者如此""与鸡俱兴于容平之秋""必待日光于闭藏之冬""以之敛神匿志而私其意""以之食温热而养其阴""圣人秋冬治未病者如此"等摄生原则。此外，朱丹溪还秉承张仲景《金匮要略》"见肝之病，知肝传脾，当先实脾"的理论，认为"见肝之病，先实其脾脏之虚，则木邪不能传；见右颊之赤，先泻其肺经之热，则金邪不能盛。此乃治未病之法"，更加明确地强调"治未病"的重要性。

（三）特色治法

1. 滋阴降火

滋阴降火法是朱丹溪临证时的主要治法之一，其立论依据为朱丹溪所倡导的"阳有余阴不足论"和"相火论"。加之朱丹溪生活在江南一带，江南地土卑湿，湿热相火为病最多。当时盛行用辛燥药较多的《局方》，与湿热相火不相吻合，造成极大流弊，朱丹溪感到"操古方以治今病，其势不能尽合"，故大力提倡"滋阴降火"之法。他认为，"人之有生，心为火居上，肾为水居下，水能升而火能降。一升一降，无有穷已，故生意存焉"，而人体阳常有余，阴常不足，相火易妄动，故创滋阴降火治法，意为补不足之阴以配阳，泻有余之火以护阴，使阴平阳秘、水升火降。其滋阴降火法，在用药上倡用知母、黄柏，认为"黄柏有泻火补阴之功""知母止嗽清肺，滋阴降火"。滋阴降火法的代表方剂为大补阴丸，载于《丹溪心法·补损门》，又名大补丸，降阴火，补肾水，用"黄柏炒褐色、知母酒浸炒各四两，熟地黄酒蒸、龟板酥炙各六两，猪脊髓和蜜丸"。此方用黄柏、知母清湿热，泻相火，抑阳祛邪；配以熟地黄、龟板、猪脊髓补肾养阴，填精补髓，扶助正气，综合而成滋阴降火的代表方，适用于肾阴虚、相火旺、湿热下注诸般病证。后世对此方评价很高，如《医宗金鉴·删补名医方论》言"是方能骤补真阴，承制相火。较之六味丸，功效尤捷"。除此方外，朱丹溪还常用四物汤加知母、黄柏降火补阴。《丹溪心法》曰，"阴虚证本难治，用四物汤加炒黄柏降火补阴"，"午后嗽多者属阴虚，必用四物汤加知母、炒黄柏降火"，"四物汤加炒黄柏是降火补阴之妙剂，甚者必加龟板"。王纶在《明医杂著》中指出："丹溪发阳有余阴不足之论，用四物汤加黄柏、知母补其阴而火自降，此用血药以补血之不足者也。"其临证立方以补精血、制相火为要点，治疗火热、血证、虚劳、遗精等证，效果显著。如《名医类案》所载其医案曰"一人不咳吐而血见口中，从齿缝舌下来，药用滋肾水，泻相火，治之不旬日而愈。后二人证同，俱以此法治之效"，为后世医家治疗阴虚火旺之证所效仿。在治疗火证方面，朱丹溪对不同火证有着具体的心得体会。用药方面，《金匮钩玄》"附录"中说："泻火之法，岂止如此，虚实多端，不可不察。以脏气司之，如黄连泻心火、黄芩泻肺火、芍药泻脾火、柴胡泻肝火、知母泻肾火，此皆苦寒之味，能泻有余之火耳。"《丹溪心法·火证》中具体介绍说："有补阴则火自降者，炒黄柏、地黄之类。凡火盛者，不可骤用寒凉药，必用温散。左金丸治肝火：黄连（二两），吴茱萸（一两）。上末之为丸，每服五十丸，温汤送下。阴虚证难治，用四物加黄柏为降火补阴之妙剂。龟板补阴，乃阴中之至阴。治阴火四物汤加白马胫骨，用火煅过，降阴火可代芩、连。黄连、黄芩、栀子、大黄、黄柏降火，非阴中之火不可用。栀子仁屈曲下行，以泻阴中之火，从小便中泄去，其性能下行降火，人所不知，亦治瘰块中火。生甘草缓火邪。木通下行泻小肠火。人中白泻肝火，亦降阴火，须风露二三年者。人中黄降阴火，治温病多年者佳。"上述用药方法，临证时可供借鉴。更值得一提的是，朱丹溪虽善用黄柏、知母等泻火补阴，但绝非滥用苦寒坚阴之品，而是在用药的时机、程度方面都非常精妙讲究，从不偏执。在其临证经验中，对于四君子汤等温养补气类的方剂也同样根据病机辨证选用。

2. 祛痰法

朱丹溪作为集金元医学之大成者，他在从"气血痰郁"论治杂病方面，为后世开创了先河。而其尤擅应用祛痰法治疗痰证，乃治痰大家。其诊疗疾病善于从痰论治，对痰证辨治有很多创见。例如，他总结了"百病皆由痰作祟"，首创"痰瘀互结"的病机学说，倡"二陈汤"为治痰之主方，并将痰证分为风痰、湿痰、热痰、寒痰、郁痰、气痰、食痰、酒痰、惊痰、虚痰等，根据痰证的不同成因给予治疗，同时提出以"顺气"为先，以"治脾"为本。这些宝贵经验总结，对痰证认识和治疗的发展，起到了承前启后的巨大作用。

在诸治痰之法中，朱丹溪的涌吐法独具特色。他汲取张子和之长，善用吐法治痰。如《丹溪心法·卷五》专论吐法的具体运用。首先，朱丹溪指出了吐法的适应范围："凡药能升动其气者，皆能吐。"其次，详细列出了吐法所选用的具体药物和操作方法。其中包括几种方法：①自吐之法：应用"防风、山栀、川芎、桔梗、芽茶，以生姜汁少许，醋少许，入齑汁捣服，以鹅翎勾引之。附子尖、桔梗芦、人参芦、瓜蒂、藜芦、砒（不甚用）、艾叶、芽茶，此皆自吐之法"。并强调自吐之法需注意不用手探，但药但汤皆可吐。《丹溪心法》中说："吐时先以布答膊勒腰腹，于不通风处行此法。"②鹅翎探吐法："一法，用萝卜子五合擂，入浆水滤过，入清油、白蜜少许，旋半温，用帛紧束肚皮然后服，以鹅翎探吐。其鹅翎，平时用桐油浸，皂角水洗，晒干待用。"③虾汁吐法："又法，用虾带壳半斤，入酱、葱、姜等料物煮汁，先吃虾，后饮汁，以鹅翎勾引即吐，必须紧勒肚腹。"④苦参赤小豆探吐法："又法，苦参末、赤小豆末各一钱，齑汁调，重则宜用三钱。吐法取逆流水。"同时，针对不同药物适应不同证候的吐法使用给出了详细的说明，如"益元散吐湿痰，白汤入盐，方可吐；人参芦煎汤，吐虚病"等。另外，还说明了使用吐法时的一些解毒之法，如"吐前饮两碗隔宿煎桔梗半两，陈皮二钱，甘草二钱"。因吐法所用之药均有不同程度的毒性，且吐法之后对人体之胃气有一定的损伤，朱丹溪还详述了吐法所使用的解毒之药，如：如吐不止者，可用麝香、葱白汤等解藜芦、瓜蒂之毒；或用甘草、白水等以解诸药之毒。对此，程充在《丹溪心法》中说："三法中唯涌剂为难用，有轻重卷舒之机；汗下，则一定法也。故先生特注吐为详者，恐人不深造其理，徒仓皇颠倒，反有害于病耳。今总列诸法于此，使临病随机应变，披卷了然，不必搜检而便于施治也。"朱丹溪所论吐法，后世已较少应用，但其作为中医治疗方法中的一种，应该受到重视和传承，使之恰当地应用于临床。

同时，在具体病证的诊疗中，朱丹溪对吐法的应用也非常精妙，归纳起来运用如下：①呃逆治疗用吐法：朱丹溪认为，治疗呃逆，当视其有余、不足治之，有余并痰者宜吐之，用人参之类（《金匮钩玄》）；而对恶寒，则不可概以阳虚，有湿痰抑郁其阳气不得外泄而现恶寒者，治宜吐其痰以达郁宣气（《丹溪手镜·恶寒》）。②用倒仓法吐之：有关"倒仓法"，本书在养生理论中已有介绍。时朱丹溪的老师许谦患瘫疾，医不能疗者十余年，朱丹溪以此法吐之，"节节如应，得为全人"。③痰证用吐法：中风、癫狂、痫证、暑风、惊风等急证，虽病证各异，病因病机却有相似，概与风、痰、火相关。朱丹溪认为，此类病证为"痰在经络者，非吐不能出"，善用吐法决其痰壅，开其闭塞，俾痰去窍开，然后随证投剂（《丹溪心法》)。

（四）组方特点

1. 寒热并用

治六郁的越鞠丸，在诸温药中配以寒凉的山栀子。又如，治痢保和丸，亦是温里药与清热药相合。再如，左金丸，以清热化湿之黄连配以温中散寒之吴茱萸，辛开苦降，肝胃同治。

2. 升降并行

治痛风的上中下通用痛风方，该方不仅体现升降合用之原则，还兼顾"王道之治"，甚重顾护胃气，以神曲顾护中焦脾胃，使苦寒辛燥之药不伤后天之本。

3. 正邪兼顾

关于截疟青蒿丸祛邪截疟，《丹溪心法》中有云："疟病感虚者，须以人参、白术一二帖托住其气，不使下陷，后使他药。"可见朱丹溪治疟不忘扶助正气，兼顾气血之虚，通过扶正与驱邪的配合，以达到正盛疟除的目的，正符合"正气存内，邪不可干"的治疗大法。

4. 专病专方

朱丹溪针对每一种病证，都有基本的治疗原则，并列出专门治疗该病证的专用方药，如：中风"大率主血虚有痰，以治痰为先"，"温病有三法，宜补、宜降、宜散"等。虽然同类药物有其相似的特点和相似的功效，但有些药物的特殊性及其对某种病证的特殊治疗作用，是同类药物中其他相似药物不能替代的，故病有专方专药，可达到药专效宏的功效。如《金匮钩玄》许多病证之下列有专方专药，例如治疗郁证，有越鞠丸及其加减方，治疗咳嗽有二陈汤及其加减方，治疗中风半身不遂用竹沥、姜汁配以二陈汤等。

二、杂病诊治 🕊

朱丹溪对多种内科杂病的因、机、证、治，都有独到的理论认识和诊治经验。现以痰证、中风、鼓胀、脾胃病、痿证、咳嗽等为例，概述其诊治特点如下：

（一）痰证

由于朱丹溪在痰证诊治上的学术创新，使中医痰证理论及临床辨治取得了具有里程碑意义的新发展。朱丹溪将痰证分为多种类型，并结合相关病证的病因病机加以讨论和诊治，对多种内伤杂病多从痰辨证论治，并取得了显著的疗效，大大丰富了此前医家有关痰证的理论认识和临证经验，并多有突破。

以《金匮钩玄》为例，其中专设"痰门"讨论相关病证诊治。论及与痰相关的病证，在全书139门中占了53门，还有6门兼及痰证，如：气痰，攻注、走窜不定，或阻于咽喉，如絮如膜，咽之不下，咯之不去，或痰滞于膈间，而为气膈；风痰，多为奇证，或上攻头目，或头痛、眩晕、目眶痛，或流注经络，为肢节、臂痛，为偏瘫；热痰，多烦热、惊悸；湿痰，多倦怠、软弱等。总之，朱丹溪所述痰证，病情变化多端，病机也颇为复杂。因此，朱丹溪指出"百病之中多有兼痰"者，这是基于临床实践的体会和总结。朱丹溪的这一学术观点对后世影响很大，从而产生"百病皆因痰作祟"的说法。程充注《丹溪心法》谓："丹溪治病，以痰为重，诸病多因痰而生。"因此，探讨朱丹溪诊治痰证的学术思想和临证经验，是研究其内科杂病诊治的重要方面。

1. 提出"百病多兼有痰"

《内经》对"痰"没有明确的记载，自张仲景始有痰饮之说。自隋代

《诸病源候论》中，始有关于热痰候、冷痰候、痰结实候等"诸痰"之病候的专门论述。朱丹溪基于自身临床实践，在前人基础上加以总结与发挥，着重在痰的病因病机及致病特点上立论，对"百病皆由痰作祟"做了详尽的阐述和总结。如《丹溪心法》中论及痰的流动性，指出"痰之为物，在人身随气升降，无处不到"。朱丹溪认为，阴血亏乏，阳盛气浮，升降无序，则气血津液不化精而生痰；而痰之为病，来去无定，聚散无常，或停于五脏六腑，或客于经络四肢，会导致多种病变，因此提出"百病多有兼痰"。又如《丹溪手镜》曰："好色肾虚，阴虚生火，肺津耗散，津液气血皆化为痰矣。"同时还论及痰邪致病的广泛性，指出"凡痰之为患，为喘为咳，为呕为利，为眩为晕，心嘈杂，怔忡惊悸，一为寒热痛肿，为痞膈，为壅塞，或胸胁间辘辘有声，或背心一片常为冰冷，或四肢麻痹不仁，皆痰饮所致"。在其书中，不仅言及头晕、头痛、气逆、带下等病"多主于痰"，而且对中风、淋、浊、疝、痿、腹痛、胁痛、麻木等病证亦多从痰论治。在朱丹溪所论百余种内科病证中，病因与痰相关者占半数以上。如"凡人身结核不红、不痛、不作脓，皆痰注也"；"肥白人多痰湿"，"眼胞、眼下如烟熏者，亦痰也"；"病人诸药不效，关脉伏而大者，痰也"；"（翻胃）有痰者，脉滑数"；"痰郁者，动则气喘，寸口脉沉滑"等。由此可见，其从形体、色、脉等诊断痰证具有独到的经验。朱丹溪不仅看到痰证的临床表现十分复杂，而且指出痰之为病，"病似邪鬼……导去痰滞，痛乃可安"，以及"风痰多见奇证"等。这说明朱丹溪已认识到，有些"奇证""怪病"多因痰而致，并将痰证分为风痰、湿痰、热痰、寒痰、郁痰、气痰、食痰、酒痰、惊痰、虚痰等多种，对于疾病的诊疗多考虑从痰论治，这对于中医痰证诊治的发展做出了重要的贡献。

2. 治痰以顺气为先，治脾为本

气属阳，津液属阴。气血流畅则痰无以生，气滞而津液停聚，则变而为痰。朱丹溪提出，治痰以"顺气为先，分导次之"的创见，即所谓"善治痰者，不治痰而治气，气顺则一身之津液亦随气而顺矣"。同时还告诫说，如果治痰用利药过多，致脾气下虚，则痰不宜祛除。在其所制祛痰诸方中，多配伍辛温行气之品。配伍的规律是：气滞轻者，用陈皮、香附、木香；重者用青皮、莪术、枳实等。但顺气为先并不等于以顺气为主，更不等于治痰之剂一定要以行气药为君，因为痰浊亦可阻滞气机，尤其是痰浊壅盛者，痰不祛除，气亦无由而通。所以在朱丹溪所创制的治痰方剂中，大都使用逐痰化痰之品。

朱丹溪治气，不唯顺气一途。因为气之为患，不惟气滞，尚有气寒、气热、气虚之变。气之为患，易促生痰涎；气寒则水湿津液不得温化敷布，泛而为痰；气热则煎熬津液，结而为痰；气虚则津液无以化生，聚而为痰。其病因病机不同，治亦有别。朱丹溪一般是在辨证主方中，加入相应的药物。如气热者加黄芩、黄柏、青黛；气寒者酌加附子、桂枝；气虚者加人参、白术。脾为生痰之源，若脾运不健，则津液不化，聚湿成痰；若脾健恒常，气顺津畅，湿弗能聚，则无痰以生。朱丹溪认为，治痰不求其本，滥用峻猛之剂，虽取效甚捷，但易伤脾气。如此之治，非但难以祛痰，反而后患无穷。"大凡治痰用利药过多，致脾气虚，则痰易生而多"。其提出治痰应"实脾土，燥脾湿，是治其本也"，主张以二陈汤为基本方统治一身之痰证。

朱丹溪独辟门径，认为"治痰必求之本"。"盖脾为后天之本，脾运不健，则津液不化，聚而成痰"，即所谓脾为生痰之源。若脾运正常，气顺津畅，痰则无以生。朱丹溪提出"顺气为先，分导次之"，这是其在痰证治疗方面的创见，同时也是后世医家治痰求本的重要理论依据。朱丹溪认为，"善治痰者，不治痰而治气，气顺则一身之津液亦随气而顺矣"。他还指出，"治痰法，实脾土，燥脾湿，是治其本也"，正所谓治痰必治气，气顺则痰清。因此，他主张临床治痰以二陈汤为准绳，灵活运用而治一身之痰证。临证加减，或温阳化痰，或扶正化痰，或消积行气、开郁化痰等，真乃曲尽其妙。由此可见，朱丹溪并非见痰治痰，而是采用辨证求本、以治气为先的治疗原则。同时，《金匮钩玄》中还提出："凡治痰，用利药过多，致脾气下虚，则痰反易生多。"这是对治痰重脾胃学术思想的总结。

《金匮钩玄》中，根据痰所在部位提出如下治法："痰在肠胃间者，可下而愈。痰在经络中者，非吐不可出。吐法中就有发散之义也。膈上之痰，必用吐之，泻亦不能去也。气实痰热结在上者，则吐。吐难得出，或成块，或吐咯不出，气滞兼郁者，此则难治矣。胶固者，必用吐之。"此段主论运用吐下之法祛痰。

3. 倡"窠囊"之说，痰瘀并治

有关"窠囊"之说，最早由许叔微提出。《丹溪心法治要》引许学士云："用苍术治痰饮成窠囊，行痰极有效，痰夹血遂成窠囊。"《丹溪心法》中提出"自气成积，自积成痰，痰夹瘀血，遂成窠囊"，从"气"病生痰的角度，对许叔微的"痰夹血遂成窠囊"之说有所补充。从中也可看出，朱丹溪对"痰夹瘀血"致病较前人更为注重。如《丹溪心法治要》论"痞证"时，也指出"痞夹痰成窠囊"。后世医家在此基础上，对"窠囊"有了更明确的认识。如喻嘉言在《寓意草》中对"窠囊"与痰的关系有了更加详尽的解释，其曰："至于窠囊之痰，如蜂子之穴于房中，如莲子之嵌于蓬内，生长则易，剥落则难。綟其外窄中宽，任行驱导涤涌之药，徒伤他脏，此实闭拒而不纳耳。究而言之，岂但窠囊之中痰不易除，即肺叶之外、膜原之间，顽痰胶结多年，如树之有萝，如屋之有游，如石之有苔，附托相安，仓卒有难于划伐者。古今之为医者夥矣，从无有为此渺论者。"何梦瑶在《医碥·卷之二·杂症》中提到："有形之积，阻碍正气，故痛也。而亦有不痛者，日久则正气另辟行径，不复与邪相争，或邪另结窠囊，不碍气血隧道之故。此为难治，以药不易到也。"以上论述，可以说是在朱丹溪"窠囊"之说基础上的进一步发挥，由此逐渐阐明了"窠囊"的病因病机。

在《局方发挥》中，对"自气成积，自积成痰，痰夹瘀血，遂成窠囊"的问题，有如下具体分析："夫气之初病也，其端甚微，或因些少饮食不谨，或外冒风雨，或内感七情，或食味过厚，偏助阳气，积成膈热，或资禀充实，表密无汗，或性急易怒，火炎上以致津液不行，清浊相干，气为之病。"气病则会出现"或痞，或痛不思食，或噫腐气，或吞酸，或嘈杂，或膨满"等。若误治或延误治疗，或有七情内伤等，病情反复发作，则"自气成积，自积成痰，此为痰、为饮、为吞酸之由也，良工未遇，谬药又行，痰夹瘀血，遂成窠囊"。

由上可见，形成痰瘀互结的主要原因是：一是与外感、内伤、饮食不节等因素密切相关；二是与病程的迁延、致病因素的互相影响及误治等有关。而痰瘀既已形成，就会出现一系列的临床表现。朱丹溪就此而论："良工未遇，谬药又行，痰夹瘀血，遂成窠囊，此为痞，为痛、呕吐，为噎膈反胃之次第也。饮食汤液，滞泥不行，渗道塞涩，大便或秘或溏，下失传化，中焦愈停。"（《局方发挥》）说明"窠囊"一旦形成，会出现痞、痛、呕吐、饮食不化、大便不调等病证。

关于"窠囊"的治疗，朱丹溪主张痰瘀同治。在治疗上，许叔微最早提出用苍术（治湿痰、痰饮成窠囊）。《古今医鉴·药性赋》曰："苍术发汗宽中，导窠囊积饮。"《类证治裁》中也说："苍术治痰饮成窠囊，行痰极效。"朱丹溪在此基础上，除多选用苍术之类以化痰，或用滚痰丸之类针对窠囊老痰以外，更选用以四物汤加减再配伍化痰药物。"窠囊"致病说，被古今医家用于分析诸多因宿痰、顽痰导致的病证。

朱丹溪对中风、肺胀、积聚、噎膈等病证，多采用痰瘀同治法，后世医家也深受其影响。如论中风诊治，其云："中风大率主血虚有痰，治痰为先，次养血治血。""若先不顺气化痰，遽用乌、附，又不活血，徒用防风、天麻、羌活辈，吾未见能治也。"尤其对中风出现半身不遂时，他主张"以四物汤加桃仁、红花、竹沥、姜汁"治之。这一认识，对后世医家治疗中风影响很大。再如，论治肺胀之痰瘀证，朱丹溪用四物汤加桃仁、诃子、青皮、竹沥、姜汁等治疗。治身痛胁痛之痰瘀证，朱丹溪用控涎丹加桃仁泥丸治疗，并指出凡人体内外所生包块皆是痰浊死血积聚而成，即"气不能作块成聚，块乃有形之物，痰与食积死血而成也"。其所制血块丸，即用海石、三棱、莪术、桃仁、红花、五灵脂等破血化痰散结，治疗积聚成块，择其痰瘀多寡而治，从中可以看出其丰富的临床经验。

4. 以二陈汤为"治痰要药"，辨证加减

朱丹溪治痰极力推崇二陈汤，将其作为"治痰要药"，即治痰之基本方。《金匮钩玄》中说："二陈汤一身之痰都能管。如在下，加下引药；如在上，加上引药。"故在辨证用药上，朱丹溪针对痰的不同性质、病变的不同部位选择用药，如"湿痰，用苍术、白术；热痰，用青黛、黄连、芩；食积痰，用神曲、麦芽、山楂；风痰，用南星；老痰，用海石、半夏、瓜蒌、香附、五倍子"。痰所在部位不同，用药亦有区别，如"痰在胁下，非白芥子不能达；痰在皮里膜外，非姜汁、竹沥不可导达；痰在四肢，非竹沥不开；痰结核在咽喉中，燥不能出入，用化痰药和咸药软坚之味"。此外，还根据体质及脏腑虚实进行加减。虚者，如脾虚治宜升清中气以运痰，二陈汤加白术、升麻；中气不足，加人参、白术补益中气；气虚夹痰之眩晕，四君子和二陈汤加黄芪、川芎、荆芥，阴虚夹痰，二陈汤合四物汤加枳壳补阴降火涤痰。实者，如痰火噎塞，胸膈不宽者，二陈汤加紫苏、厚朴、砂仁、木香、槟榔、白豆蔻；虚实相夹恶食者，治以导痰补脾，二陈汤加白术、川芎、苍术、山楂。朱丹溪还总结了不少有特殊治痰功效的药物，如"鸡子能去风痰也"；"枳实泻痰，能冲墙倒壁"；"黄芩能治热痰，以

易降火";"天花粉大治膈上痰热";"五倍子佐他药，大治顽痰";"瓜蒌、滑石大治食积痰，洗涤脏腑";"海石粉热痰能降，湿痰能燥，结痰能软，顽痰能消，可入丸内，勿入煎药"等。朱丹溪的这些治痰经验常为后世医家所取法。总之，朱丹溪治痰，巧思妙悟，匠心独具，思路独特。其倡"百病多兼有痰"，并创"窠囊"之说，痰瘀并施，为后世取法者殊多。

朱丹溪所论痰证涉及临床多种疾病，包括多种痰证类型，其对于痰证的治法及方药已有比较具体的总结和阐述，一般是根据痰证的具体类型，结合相关疾病的病机立法组方用药。如湿痰多用二陈汤宣肺化痰，气热盛者用礞石丸（半夏、南星、黄芩、枳实、礞石），气滞兼湿热者用苍莎丸（苍术、香附、礞石）利气燥湿化痰，热痰者用润下丸（半夏、南星、黄连、黄芩、甘草）清热化痰，上焦积热用三补丸（黄柏、黄芩、黄连），中焦热者用清痰丸（乌梅、枯矾、黄连、黄芩、青皮、枳实、半夏）等。由此可见，朱丹溪治痰主要按湿、热、食积、气、血、三焦辨证选方。同时朱丹溪也总结了不少有特殊功效的药物，如湿痰用苍术、白术，热痰用黄芩、黄连，食积用神曲、麦芽，风痰用白附子、天麻之类，滑痰用竹沥，酒痰用青黛，郁痰用僵蚕、杏仁、瓜蒌等。正如其所言："痰在胁下，非白芥子不能达；痰在皮里膜外，非姜汁不能行经络；痰结核在咽喉中，燥不能出入，用化痰药加咸药软坚之味。"朱丹溪还强调指出："凡人身上中下有块者，多是痰也。问其平日好食何物，吐下后用药。"由此可见，其辨证治痰、选方用药，可谓至臻至善。

《金匮钩玄》中所列具体治痰药物如下。

①湿痰：苍术。

②老痰：海石、半夏、瓜蒌、香附、五倍子。

③热痰：青黛、黄连、黄芩治热痰，假以降其热也。

④食积痰：神曲、麦蘖、山楂。

⑤痰在胁下：非白芥子不能达。

⑥痰在皮里膜外：非姜汁、竹沥不可达。

⑦痰在膈间，使人癫狂健忘：宜用竹沥。

⑧风痰：亦服竹沥，又能养血。

⑨痰在四肢：非竹沥不开。

⑩降热痰，燥湿痰，软结痰，消顽痰：海粉，即海石，可入丸子、末子，不可入煎药。

对具体药物的解读：竹沥滑痰，非姜汁不能行经络也；枳实泻痰，能冲墙壁；五倍子能治老痰；油炒半夏大治湿痰，又治喘，止心痛。

《丹溪心法》中所载主要治痰方剂如下：

①治痰结核方：杏仁、海石、桔梗、连翘、瓜蒌仁。少佐朴硝，以姜汁、蜜调丸，噙化之。主治痰结核在咽喉，燥不能出，入化痰药加软坚咸药。

②小胃丹：主治膈上痰、热风痰、湿痰、肩膊诸痛，然能损胃气，食积痰实者用之不宜多。

③青礞石丸：去湿痰，重在风化硝。

④润下丸：降痰最妙。组成：陈皮、甘草。用法：上为末，蒸饼丸，绿豆大。每服三十五丸，温水下。

⑤湿痰方：组成：黄芩（空心）、香附、半夏（姜制）、贝母。以上治湿痰。加瓜蒌仁、青黛做丸子，治热痰。

⑥中和丸：组成：苍术、黄芩、香附、半夏各等份，为末，粥丸。主治湿痰气热。

⑦燥湿痰方：组成：南星一两、半夏一两、蛤粉二两、青黛（为衣）。主治燥湿痰，亦治白浊因痰者。用法：上为末，神曲糊丸。

⑧嗽方：组成：黄芩、滑石、贝母、南星、风化硝。用法：上为末，

汤浸，蒸饼为丸。

⑨导痰汤：组成：半夏、南星、橘皮、枳壳、赤茯苓、甘草。用法：用生姜煎服之。

⑩千缗汤：组成：半夏、皂角、甘草、生姜。用法：煎服之。主治：治喘。

⑪治痰方：组成：南星、半夏、滑石、轻粉、巴豆。用法：上用皂角仁浸浓汁，丸如梧桐子大。每服五十丸。

⑫黄连化痰丸：组成：黄连、陈皮、吴茱萸、半夏。用法：上为末，入桃仁，研如泥，和匀，神曲糊丸，如绿豆大。每服百丸，姜汤送下。

⑬消痰方：组成：益元散、吴茱萸。

⑭治郁痰方：组成：白僵蚕、杏仁、瓜蒌、诃子、贝母。

关于痰证的辨证用药，内伤夹痰者，必用人参、黄芪、白术之属，多用姜汁传送，或用半夏之属。虚甚者，宜加竹沥。如痰热者多夹风，则以外感居多。痰湿重者，身倦而重，如有热者应用以清法。食积者必用攻之。兼气虚者，用补气药补之。因火盛逆上者，治火为先，白术、黄芩、石膏之类。中气不足，则加人参、白术。脾虚者，清中气，二陈加白术之类，兼用提药。中焦有痰与食积，胃气赖其所养，卒不便虚。若攻之尽，则虚矣。眩晕嘈杂，乃火动其痰，用二陈汤加栀子、芩、连类。噫气吞酸，系食郁有热，火气上动，以黄芩为君，南星、半夏为臣，橘红佐之；热多者，加青黛等。

（二）中风

1.病因病机

朱丹溪对疾病的认识，既强调邪实，也注重正虚，对中风的认识尤其如此。关于中风的病因病机，朱丹溪认为"痰"是中风发生发展及转归的关键。如：《丹溪心法》云："案《内经》已下，皆谓外中风邪。然地有南北之殊，不可一途而论，惟刘守真作将息失宜，水不能制火，极是。由今言之，西北二方，亦有真为风所中者，但极少尔。东南之人，多是湿土生痰，痰生热，热生风也。邪之所凑，其气必虚。"朱丹溪明确指出，《内经》以来谓中风乃"外中风邪"所致不尽准确，中风的发生，应当考虑到与地域因素、患者体质相关，所谓"外中风邪"者为少数，大部分是由于"内风"所致，也就是"湿土生痰，痰生热，热生风"所致。朱丹溪在此提出"外风"与"内风"的区别，强调"内生风邪"在中风发病中的作用，提出"中风大率主血虚有痰"，对准确认识中风的病因病机有重要意义。

2. 临床表现

朱丹溪在《丹溪心法》中介绍了中风病的临床表现，症见口眼㖞斜、不能言、卒倒、筋枯等。同时，还转引《脉诀》中所述诸不治证："口开手撒，眼合遗尿，吐沫直视，喉如鼾睡，肉脱筋痛，发直摇头上窜，面赤如妆，或头面青黑，汗缀如珠，皆不可治。"根据中脏和中腑之不同，其临床表现亦有不同。如"中腑者，可见面显五色，有表证而脉浮，恶风恶寒，拘急不仁，或中身之后、身之前、身之侧，皆曰中腑也，其治多易。""中脏者，唇吻不收，舌不转而失音，鼻不闻香臭，耳聋而眼瞀，大小便秘结，或眼合直视，摇头口开，手撒遗溺，痰如拽锯，鼻鼾，皆曰中脏也。中脏者，多不治也。"

3. 辨证治疗

朱丹溪认为，中风属于本虚标实之证。邪实方面，当分清"痰"与"湿"；本虚之方面，又须辨明气虚、血虚。总之，中风之发病，与气虚、血虚、痰、瘀、湿、热密切相关。朱丹溪指出，治疗中风的基本原则是"治痰为先，次养血行血"，应在辨证的基础上，"宜以大药养之"。如确系邪气卒中，痰盛实热，可适当使用汗、吐、下三法。关于此三法的使用，朱丹溪认为，凡属痰壅盛，口眼㖞斜、不能言者，皆应该用吐法，"一吐不已再吐"。其中轻者，用瓜蒂、稀涎散或虾汁（以虾半斤，入酱、葱、姜等料物水煮，先吃虾，次饮汁，后以鹅翎探引吐痰）；重者，用藜芦、麝香等。同时注意少汗、少下，因"多汗则虚其卫，多下则损其荣"。"顺时令而调阴阳，安脏腑而和营卫"，则少有不奏效者。

有关具体的治疗方法，朱丹溪提出，中风一证，当采用二陈汤和胃化痰。如无急症，则往往二陈汤与四物汤同用，标本兼治，使化痰不致伤阴，养血不致滋腻。其中，辨证加减如下：气虚卒倒者，用参、芪补之；有痰者，浓煎参汤加竹沥、姜汁；血虚者用四物汤（姜汁炒），如有痰，再加竹沥、姜汁；如有痰涎壅盛者，口眼㖞斜、不能言者，皆当用吐法，如瓜蒂，或稀涎散，或虾汁、藜芦等；如虚者则不可吐，应用参、芪补之。强调血虚所用的四物汤俱用姜汁炒，恐"泥痰"。朱丹溪还从临床实践中体会到，中风一般病程较长，病久必然入络，形成瘀血。因此，治疗中风"及日久即当活血"，常常用四物汤吞活络丹，反对过用乌、附、防风、天麻、羌活之类。如《丹溪心法·中风》中说："治风之法，初得之，即当顺气，及日久即当活血，此万古不易之至理，惟可以四物汤吞活络丹愈者，正是此义。若先不顺气化痰，遽用乌、附，又不活血，徒用防风、天麻、羌活辈，吾未见能治也。"这一方法治疗中风后遗症确实疗效较好。

朱丹溪同时强调，中风的诊治当因人而异，如《丹溪心法·中风》，论及肥白人多湿，少用乌头、附子行经，即便当使用乌、附，也要用童便煮过以杀其毒；而瘦人阴虚火热，可用四物汤加牛膝、竹沥、黄芩、黄柏等。

在辨中脏中腑的诊疗方面，朱丹溪指出，如中脏者宜下之，中腑者宜汗之，但都不能太过，否则"汗多则亡阳，下多则亡阴；亡阳则损其气，亡阴则损其形"。例如在论及中风中腑者的治疗时，他认为中腑者多著四肢，"风中腑者，先以加减续命汤，随证发其表，如兼中脏则大便多秘涩，宜以三化汤通其滞"，同时"以大药和治之"；而论及中风中脏者，认为中脏者多滞九窍。

4. 鉴别诊断

在《丹溪心法·中风》中，朱丹溪提出：外风之伤人以肺脏居多；李东垣将其分为"中血脉""中腑""中脏"；外风所出现的四肢不举，症状与痿证很类似，临证应当细辨；《局方》中错将中风和痿证同治，应当纠正。

此外，朱丹溪还提到"气中"之证与中风类似，中风证可见多痰涎，"气中"则口中无涎，治疗应该以"调气"为先。又如中暑之证，临床表现为"言不变、志不乱"，病在分腠之间，治疗当以"解汗"即可。此两种病证，虽临床也会有卒倒等症状，但均没有"中风"病情凶险，程度较轻，临床上容易混淆。朱丹溪临床经验之丰富、诊疗思路之精准，于此可见一斑。

5. 预后

朱丹溪明确指出，本病中腑者，其治多易，中脏者，多不治也。他在诊脉时也提到，"凡中风，脉多沉伏，大法浮迟者吉，沉实者凶。"《金匮钩玄》中记载："若口开手撒，眼合遗尿，吐沫直视，喉如鼾睡，肉脱筋痛者，皆不治。"这些理论认识和临证经验，对后世诊治中风病有很大的帮助。

6. 方剂

在朱丹溪的著作中，对于方剂的运用记载较为详细，这对于总结其学术思想和临证经验有着很重要的参考价值。在朱丹溪的常用方剂中，一部分是朱丹溪对于已有经方的灵活运用，另一部分是其根据自身临床经验所创制的方剂，这些方剂对今天的临床诊治依然具有很高的参考价值。现仅就中风病所涉及的方剂简要介绍其组成、功用、主治及加减等，以供临床参考。

（1）小续命汤

组成：麻黄（去节）、人参、黄芩、芍药、川芎、甘草（炙）、杏仁

（炒，去皮尖）、防己、桂各一两，防风一两半，附子（炮，去皮脐）半两。

功用：祛风扶正。

主治：中风卒起，筋脉拘急，半身不遂，口目不正，舌强不能语，或神志闷乱等。

煎服方法：每服五钱，水一盏半，姜五片，枣一枚，煎。温服，取微汗。随人虚实与所中轻重而选择用量。

加减使用：

①如有热象者，去附子，用白附子亦可。

②如出现筋急拘挛，语迟，脉弦，可加薏苡仁。

③若筋急，加人参，去黄芩、芍药，以避免中寒。药后如症状稍减，可再加当归以养血柔筋。

④如烦躁便秘者，可去附、桂，倍加芍药、竹沥。

⑤如大便三五日不去，胸中不快，加枳壳、大黄。

⑥如言语謇涩，手足颤掉，加菖蒲、竹沥。

⑦若发渴，加麦冬、葛根、瓜蒌根；身体痛，加羌活，搐者亦加之；烦躁多惊者，加犀角、羚羊角；汗多者，去麻黄。

组方分析：原方见于《备急千金要方》，乃六经中风之通剂。《医方集解》评论本方"此六经中风之通剂也"。又引明·吴鹤皋评论此方说："麻黄、杏仁，麻黄汤也，治太阳伤寒；桂枝、芍药，桂枝汤也，治太阳中风；此中风寒，有表证者所必用也。人参、甘草补气；川芎、芍药补血；此中风寒，气血虚者所必用也。风淫故主以防风，湿淫佐以防己，寒淫佐以附子，热淫佐以黄芩。病来杂扰，故药亦兼赅也。"朱丹溪列举此方，治疗半身不遂，口目不正，舌强不能语，或神志闷乱者。方用桂枝、麻黄通血脉、开腠理，辅防己、防风以散风，人参、杏仁以救肺，川芎、白芍以养血，黄芩胜热，甘草和药，佐附子引诸药以行经络，兼善散风。

（2）大秦艽汤

组成：秦艽、石膏各二两，甘草、川芎、当归、白芍、羌活、防风、黄芩、白芷、白术、生地黄、熟地黄、茯苓、独活各一两，细辛半两。春夏加知母一两。

功用：养血荣筋。

主治：中风外无六经之形证，内无便溺之阻隔，手足不能运动，舌强不语，属血弱不能养筋者。

煎服方法：上㕮咀。每服一两，水煎服，无时。

加减使用：如遇天阴，加生姜七片；心下痞，加枳实一钱。

组方分析：本方组成以辛温发散之品较多，故宜于风邪初中经络之证，以口眼㖞斜、舌强不语、手足不能运动、病程较短并兼有表证为证治要点。方用秦艽、羌活、独活、防风、白芷、细辛以散风；风胜不无燥也，故以归、芎、芍、地以救血；茯苓、甘草、白术以补脾气；石膏、黄芩以去热。

（3）愈风汤

组成：羌活、甘草（炙）、防风、防己、黄芪、蔓荆子、川芎、独活、细辛、枳壳、麻黄（去根）、地骨皮、人参、知母、甘菊、薄荷（去梗）、白芷、枸杞子、当归、杜仲（炒）、秦艽、柴胡、半夏、厚朴（姜制）、前胡、熟地黄各二两，白茯苓、黄芩各三两，生地黄、苍术、石膏、芍药各四两，桂一两。

功用：行导诸经。

主治：中风，内邪已除，外邪已尽。

煎服方法：上锉。每服一两，水二钟，生姜三片煎，空心一服，临卧煎渣。空心一服，吞下二丹丸，为之重剂。临卧一服，吞下四白丹，为之轻剂。立其法，是动以安神，静以清肺。假令一气之微汗，用愈风汤三两，加麻黄一两，匀作四服，加生姜空心服，以粥投之，得微汗则佳。如一旬之通利，用愈风汤三两，加大黄一两，亦匀作四服，如前服，临卧服，得利为度。此药常服之，不可失四时之辅。

加减使用：

①望春大寒之后，本方中加半夏、人参、柴胡各二两，木通四两，以迎夺少阳之气。

②望夏谷雨之后，本方中加石膏、黄芩、知母各二两，以迎夺阳明之气。

③季夏之月，本方中加防己、白术、茯苓各二两，以胜脾土之湿。

④初秋大暑之后，本方中加厚朴一两，藿香一两，桂一两，以迎夺太阴之气。

⑤望冬霜降之后，本方中加附子、官桂各一两，当归二两，以胜少阴之气。

组方分析：本方主要治疗中风因气血不充，风胜血燥，不能荣养经络，以致手足不能运动、舌强不能言语者。内无便溺之阻，外无六经之形，惟此乃风淫所胜，法当治以辛凉。故用羌、独、防风、菊花、白芷、秦艽、防己、麻黄、细辛、薄荷诸辛药以祛风，用枳壳、厚朴以行气，用柴胡、前胡、黄芩、生地、石膏以解热，用参、芪、苓、草以补气，用归、芎、芍、地以养血，用枸杞、杜仲益精元，用知母、熟地补真阴，用苍术、半夏治痰涎。

在此方中，朱丹溪强调根据四时变化调整用药，以适应人体在不同时令的变化。这符合《内经》中的"必先岁气，无伐天和"的观点。但同时他也指出，诊病时虽然根据四时进行加减化裁，更要针对病情，辨明寒热虚实、正邪关系。朱丹溪对此方非常推崇，认为此方不仅可以用于中风之证，更是"治未病之圣药也"。如《丹溪心法·中风》中说："此药具七情六欲四气，无使五脏偏胜，及不动于荣卫，如风秘服之，永不结燥。此药与天麻丸相为表里，治未病之圣药也。若已病者，更宜常服，无问男女老幼、惊痫搐搦、急慢惊风、四时伤寒等病，服之神效。"此论可为后世应用之参考。

（4）三化汤

组成：厚朴、大黄、枳实、羌活各等份。

功用：行气泻下，清热通便。

主治：中风入脏，邪气内实，热势极盛，二便不通者。中风外有六经之形证，先以加减续命汤治之。若内有便溺之阻隔，以此汤主之。

煎服方法：每服三两，水煎服，以利为度。

组方分析：朱丹溪认为，中风之四肢不举是为膏粱之疾，而并非肝肾不足。由于三阴不足可发偏枯，三阳有余则为痿易，故选用三化汤以下之，则泻有余之阳。同时指出，如患者脾气亏虚，则不用三化汤。如《丹溪心法》曰："故脾病四肢不用，四肢皆禀气于胃，而不能至经，必因脾方可得禀受也。令脾不能与胃行其津液，四肢不得禀水谷，气日以衰，脉道不利，筋骨肌肉皆无气以生，故不用焉。其治可大补十全散、加减四物汤，去邪留正。"提出此证可用大补十全散及加减四物汤以补气养血。对于此方的用法，喻昌在《医门法律·卷三·中风门》曰："此乃攻里之峻剂，非坚实之体不可轻服。盖伤寒证胃热肠枯，不得不用大承气以开其结。然且先之以小承气、调胃承气，恐误用不当即伤人也。在中风证，多有虚气上逆、关隘阻闭之候，断无用大承气之理。古方取药积腹中不下，以渐填其空窍，俾内风自熄，奈何今人每开窍以出其风，究竟窍空而风愈炽，长此安窍也哉！"说明三化汤乃攻里峻剂，使用不当会伤人正气；中风一证，即使出现关隘阻闭之候，也大多因虚气上逆而致，是对此方应用的补充。

（5）四白丹

组成：白术、砂仁、白茯苓、香附、防风、川芎、甘草、人参各半两，白芷一两，羌活、独活、薄荷各二钱半，藿香、白檀香各一钱半，知母、细辛各二钱，甜竹叶二两，麝香（另研）一钱，龙脑（另研）、牛黄（另研）各半钱。

功用：清肺气，养魄。

主治：昏冒，气不清利之中风。

煎服方法：上为末，炼蜜丸，每两作十丸。临卧嚼一丸，分五七次细嚼之，煎愈风汤咽下。

组方分析：本方上清肺气，下强骨髓。朱丹溪列举此方，认为此方能清肺养魄。也有医家认为，其中牛黄可用，但龙脑、麝香辛烈走窜易耗散真气，不适合治疗虚风。但本方以四君子汤为基础，且要把握好牛黄、龙脑、麝香等峻药的用量，可以酌情使用。

7. 医案举隅

案例1

肥人中风，口喝，手足麻木，左右俱作痰治。方用：贝母、瓜蒌、南星、荆芥、防风、羌活、黄柏、黄芩、黄连、白术、陈皮、半夏、薄桂、甘草、威灵仙、天花粉。多食湿面，加附子、竹沥、姜汁、酒一匙，行经。（《丹溪心法·中风》）

按语：此案载于朱丹溪《丹溪心法》论治中风中，有关肥人中风的病机、诊疗和加减用药，朱丹溪在《丹溪心法·中风》附录中有更加详细的介绍。他说："肥人中者，以其气盛于外而歉于内也。肺为气出入之道，肥者气必急，气急必肺邪盛，肺金克木，胆为肝之府，故痰涎壅盛。所以治之必先理气为急，中后气未顺，痰未除，调理之剂惟当以藿香正气散和星香散煎服。此药非特可治中风之证，治中气中恶，尤宜。"又进一步记载了此证的临床用药，"若前证多怒，宜小续命汤加羚羊角；热而渴者，汤中去附子，加秦艽半钱；恍惚错语，加茯神、远志各半钱；不得睡，加酸枣仁半钱；不能言，加竹沥一蚬壳许；人虚无力者，去麻黄，加人参如其数。若人自苏，能言能食，惟身体不遂，急则挛蜷，缓则弹曳，经年不愈，以加减地仙丹常服。若饮食坐卧如常，但失音不语，只以小续命去附子，加菖蒲一钱。"可供临证参考。

案例2

一妇手足左瘫，口不能语，健啖。方用：防风、荆芥、羌活、南星、没药、乳香、木通、茯苓、厚朴、桔梗、麻黄、甘草、全蝎，上为末，汤酒调下，不效。时春脉伏，渐以淡盐汤、齑汁每早一碗，吐五日，仍以白术、陈皮、茯苓、甘草、厚朴、菖蒲，日二帖；后以川芎、山栀、豆豉、瓜蒂、绿豆粉、齑汁、盐汤吐之，吐甚快。不食，后以四君子汤服之，以当归、酒芩、红花、木通、粘子、苍术、姜南星、牛膝、茯苓为末，酒糊丸。服十日后，夜间微汗，手足动而能言。（《丹溪心法·中风》）

按语： 该案病患当属中风中脏者，《丹溪心法·中风》中说："中脏者，唇吻不收，舌不转而失音，鼻不闻香臭，耳聋而眼瞀，大小便秘结，或眼合直视，摇头，口开，手撒，遗溺，痰如拽锯，鼻鼾，皆曰中脏也。"本案中，患者"口不能语"，中风之证，大都与风、痰、火相关，初用活血化痰之剂而不效，由于患者"健啖"，饮食量较大，故朱丹溪采用吐法以荡涤痰涎、蠲痰开闭，决其痰壅，开其闭塞，痰去窍开。吐后以四君子汤顾护脾胃，获得了很好的疗效。

（三）痛风

朱丹溪在《格致余论·痛风论》中将痛风作为一个独立病证来加以论述，涉及了痛风的因、机、证、治各个方面，对后世诊治痛风有一定启发；同时，还介绍了痛风病早已有之，被称为"白虎历节风"。如《丹溪心法·痛风》中指出："痛风，四肢关节走痛。""痛风，四肢关节走痛是也，他方谓之白虎历节风证"。其所描述的"痛风"与今之痛风性关节炎，在症状、病因病机、诱因等方面很类似，但是此"痛风"之名并非现代医学所言之痛风，而是以"四肢关节走痛"一类症状为主要表现的病证统称。由于在朱丹溪之前，对"痹证"与"痿证"的认识有所偏差，故朱丹溪创立"痛风"病名。如《格致余论》中有"痛风"一节，《金匮钩玄》《丹溪心法》《丹溪治法心要》等书中也均有"痛风"专论，对痛风的概念、病因、病机、治法、方药和调摄，均做了较详细的论述。

1. 病因病机

朱丹溪认为，痛风与"血虚内热"密切相关。其病因除"内伤于七情，外伤于六气"外，还与"食味甚厚、涉冷感寒、久居湿地、嗜酒成性、年老体虚、情绪躁急"等密切相关。正如《格致余论》中所说："痛风者，大率因血受热已自沸腾，其后或涉水，或立湿地，或扇取凉，或卧当风，寒凉外搏，热血得寒，瘀浊凝涩，所以作痛。"《丹溪心法》曰："大率有痰，风热，风湿，血虚。"朱丹溪此病因之论补充了此前医家的认识，对后世诊治痹证有很大的启发，在治疗中充分考虑到了"血虚内热"的因素。

2. 临床表现

朱丹溪提到，痛风的主要临床表现为"四肢百节走痛"。关于痛风的主要症状，朱丹溪描述为"痛有常处，赤肿灼热""浑身壮热""夜痛为甚"等，而这种痛的性质属阴，所以入夜痛作较甚，类似于现代医学对痛风的症状描述。

3. 辨证治疗

关于"痛风"的治疗，朱丹溪提出："治法以辛热之剂，流散寒湿，开发腠理，其血得行，与气相合，其病自安。"同时指出，病轻浅者，应用性热燥湿药，"湿痰得燥即开，热痰得热则行"，可暂时取效；但若病情严重，血少而属于虚证者，断不可以应用此类药物，以防劫阴；过用燥热之药的弊端，在于不能补养亏少之阴血；如病情严重而血虚日甚，再加以燥热之药会使阴血愈加劫耗，病情愈加深重。由此可见，朱丹溪的"养阴"思想，贯穿于其临证治疗之中。

《丹溪心法·痛风》中详细介绍了痛风的辨治要点，提出痛风大致有痰、风热、风湿、血虚四种因素。其中因于风者，用小续命汤；因于湿者，用苍术、白术之类佐以竹沥以健脾燥湿；因于痰者，用二陈汤加酒炒黄芩、羌活、苍术以健脾燥湿化痰；因于血虚者，用川芎、当归之类，佐以红花、桃仁以补血养血活血，薄桂、威灵仙等祛风除湿。痛风的主要药物有苍术、川芎、白芷、南星、当归、酒黄芩等。其中，病位在上者，加羌活、威灵仙、桂枝；病位在下者，加牛膝、防己、木通、黄柏。血虚，《格致余论》指出多用川芎、当归，佐以桃仁、红花；治痛风，取薄桂味淡者，独此能横行手臂，领南星、苍术等药至痛处。朱丹溪在此重点强调了肉桂的作用，认为该药可以起到引经的作用，领诸药到达痛处，临床可以参考。

4. 鉴别诊断

《丹溪心法·痛风》中指出了痛风的特点，其曰："又有痛风而痛有常处，其痛处赤肿灼热或浑身壮热。"同时《丹溪手镜》中的"痹十一""痛风十三""历节风二十"明确将痛风与其他关节疼痛性疾病区分开来。如《丹溪手镜·历节风》中指出："历节风痛走注不定，痛风有定。"

5. 方剂

（1）上中下通用痛风方

组成：南星（姜制）、苍术（泔浸）、黄柏（酒炒）各二两，川芎一两，白芷半两，神曲（炒）一两，桃仁半两，威灵仙（酒拌）三钱，羌活三钱（走骨节），防己半两（下行），桂枝三钱（行臂），红花（酒洗）一钱半，草龙胆半钱（下行）。

功用：清热燥湿，活血祛瘀。

主治：上中下疼痛。

煎服方法：上为末，曲糊丸梧子大。每服一百丸，空心白汤下。

组方分析：本方既能疏散风邪于上，又能泻湿热于下，还可以活血燥痰消滞而调中，所以上中下之痛风均可治。本方既能通治周身骨节痛的痛风证，亦可治疗因受风、寒、湿邪的痹证。《医方集解》评论此方说："此治痛风之通剂也。黄柏清热，苍术燥湿（此二妙散也，治痿正药），龙胆泻火，防己行水，四者所以治湿与热也；南星燥痰散风，桃仁、红花活血去瘀，川芎为血中气药，四者所以治痰与血也；羌活祛百节之风，白芷祛头面之风，桂枝、威灵仙祛臂胫之风，四者所以治风也；加神曲者，所以消中州陈积之气也。疏风以宣于上，泻热利湿以泄于下，活血燥痰消滞以调于中，所以能兼治而通用也。证不兼者，以意消息可矣。"

历代评价：上中下通用痛风方是朱丹溪的名方之一。因其临床疗效显著而沿用至今，为历代医家诊治痛风及其他证属湿热瘀血之周身疼痛所选用。明代方书《医方考》在"痛风门"中评论此方乃"痛风之套剂也"，并分析说："有湿痰死血而风寒袭之，风则善走，寒则善痛，所以痛者，湿痰死血留结而不通也。所以走痛者，风气行天之象也。是方也，南星燥一身之痰，苍术燥上下之湿，羌活去百节之风，而白芷则驱风之在面，威灵仙驱风之在手，桂枝驱风之在臂，防己驱湿之在股，川芎利血中之气，桃仁、红花活血中之瘀，龙胆、黄柏去湿中之热。乃神曲者，随诸药而消陈腐之气也。然羌活、白芷、威灵、桂枝，亲上药也；防己、杏仁、龙胆、黄柏，亲下药也。二者并用，则上行者亦可以引之而下，下行者亦可以引之而上，顾人用之何如耳？"足见本方组方之精妙、用药之得当。

（2）二妙散

组成：黄柏（炒），苍术（米泔浸炒）。

功用：清热燥湿。

主治：《丹溪心法》中介绍本方主治因湿热而导致的筋骨疼痛，后世引申应用于其他因湿热下注所致的病证。如：下肢痿软无力，足膝红肿热痛，或湿热带下，或下部湿疮，小便短黄，舌苔黄腻等。

煎服方法：上二味为末，沸汤，入姜汁调服。二物皆有雄壮之气，表实气实者，加酒少许佐之。若痰带热者，先以舟车丸，或导水丸、神芎丸下伐，后以趁痛散服之。

加减使用：本方主治因湿热而导致的筋骨疼痛，但辨证属有气者加气药，血虚者加补药，痛甚者加生姜汁，热辣服之。

组方分析：本方主治因湿热下注所致的各种病证。方中黄柏苦寒清热，苍术苦温燥湿，为治阴分之湿热证的妙药。药仅两味，但功效卓著，作用神妙，且有一清一燥之妙，故名"二妙散"。本方为治疗湿热下注之基础方。方中黄柏为君，取其苦为燥湿，寒以清热，其性沉降，且可注于下焦，长于清下焦湿热。臣以苍术，其性苦温，长于健脾燥湿。二药相伍，清热燥湿，标本兼顾，使热散湿除，诸证自愈。入姜汁调服，取其辛散以助药力、增强通络止痛之功。朱丹溪弟子虞抟在《医学正传》中，在此方的基础上加用牛膝，名三妙丸，治疗下焦湿热之证。因牛膝能祛风湿，补肝肾，且引药下行，治宜腰膝关节疼痛、双足麻木麻痛、痿软无力者。清·张秉成《成方便读》又在上方基础上加入薏苡仁，制得四妙丸。薏苡仁能利湿舒筋，故主治湿热下注之痿证，更增加了淡渗利湿的功效。此方可祛湿热，利筋络；主治湿热下注，筋骨疼痛，两足痿软红肿疼痛，筋骨疼痛，足胫湿疹痒痛，下部湿疮等。本方若加槟榔名"三妙散"，外用治疗脐部湿癣，有清热燥湿止痒之功，适用于多种湿热下注之证。按病证的不同，可适当加味用之。若湿热痿证，可加豨莶草、木瓜、萆薢等，以祛湿热强筋骨；若湿热脚气，宜加薏苡仁、木瓜、槟榔等，以渗湿降浊；若下部湿疮，可加赤小豆、土茯苓等，以清湿热、解疮毒。

历代评价：二妙散也是朱丹溪所创制的名方，因其神妙功效而沿用至今。《绛雪园古方选注》中评价本方说："二妙散，偶方之小制也。苍术生用入阳明经，能发二阳之汗；黄柏炒黑入太阴经，能除至阴之湿。一生一熟，相为表里，治阴分之湿热，有如鼓应桴之妙。"认为该方精巧实用，效如桴鼓。《冯氏锦囊秘录》分析本方说："湿性就下，故病在中半以下。湿则生热，湿热相搏，其痛乃作。黄柏味苦，苦胜热，且能下行，故以为君；苍术性燥，燥胜湿，且能辛散，故以为臣。黄柏可去热中之湿，苍术可去湿中之热，两者相绾，各有妙用，故曰二妙。"

（3）趁痛散

组成：乳香，没药，桃仁，红花，当归，地龙（酒炒），牛膝（酒浸），羌活，甘草，五灵脂（酒淘），香附（童便浸），或加酒芩、炒酒柏。

功用：散瘀通络，行痹止痛。

主治：痛风之瘀滞络阻，筋脉、关节疼痛。

煎服方法：上为末。酒调二钱服。

组方分析：历代专著中多有"趁痛散"一方，但组成不尽相同，且除《丹溪心法》中所载"趁痛散"以外，大都针对产后身痛一证。朱丹溪此方重在活血化瘀通络，适用于瘀滞偏重之痛风。方中用乳香、没药、桃仁、红花等活血化瘀，合用地龙等通经活络，共奏散瘀通络、行痹止痛之功效。

（4）潜行散

该方主治"痛风"，由黄柏一味组成，针对"血虚有热"。黄柏有"泻火为补阴之功"，但仅靠黄柏补阴远远不及，故《医学正传·痛风》详言朱丹溪此方系"黄柏一味酒浸曝干为细末，每服方寸匕，煎四物汤调下。"

6. 医案举隅

案例 1

东阳傅文，年逾六十，性急作劳，患两腿痛甚，动则甚痛。予视之曰：此兼虚证，当补血温血，病当自安。遂与四物汤加桃仁、陈皮、牛膝、生

甘草，煎入生姜，研潜行散，热饮三四十帖而安。(《格致余论·痛风论》)

案例2

又朱宅阃内，年近三十，食味甚厚，性躁急，患痛风，挛缩数月，医祷不应。予视之曰：此挟痰与气证，当和血疏气导痰，病自安。遂以潜行散入生甘草、牛膝、炒枳壳、通草、陈皮、桃仁、姜汁，煎服半年而安。(《格致余论·痛风论》)

案例3

又邻鲍六，年二十余，因患血痢，用涩药取效，后患痛风，叫号撼邻。予视之曰：此恶血入经络证。血受湿热，久必凝浊，所下未尽，留滞隧道，所以作痛。经久不治，恐成偏枯。遂与四物汤加桃仁、红花、牛膝、黄芩、陈皮、生甘草，煎入生姜，研潜行散，入少酒饮之数十帖。又与刺委中，出黑血近三合而安。(《格致余论·痛风论》)

按语：以上三案，均出自于朱丹溪《格致余论·痛风论》，体现了朱丹溪对于痛风一病的认识和遣方用药的灵活性。东阳傅文一案，朱丹溪认为其证属虚，并无实邪，因而用四物补血温血，并加用了桃仁、牛膝；而其余两案，由于饮食或治疗不当，或痰或瘀或湿热，当和血疏气导痰。其中，朱宅阃内案立法"和血疏气导痰"，以潜行散(系黄柏一味酒浸曝干为细末，每服方寸匕，煎四物汤调下)为基础，加用了桃仁、牛膝；而鲍案是因"恶血入经络"，"留滞隧道"，以四物汤为基础，加用了桃仁、红花、牛膝。以上三案，均体现了活血化瘀的治疗主张。同时，对于其他应用燥热之药而见效甚快者，朱丹溪分析说："或曰：比见邻人用草药研酒饮之不过数帖，亦有安者，如子之言，类皆经久取效，无乃太迂缓乎？予曰：此劫病草药，石上采石丝为之君，过山龙等佐之，皆性热而燥者，不能养阴却能燥湿。病之浅者，湿痰得燥则开，热血得热则行，亦可取效。彼病深而血少者，愈劫愈虚，愈劫愈深，若朱之病是也。子以我为迂缓乎？！"

（四）脾胃病

朱丹溪对杂病的论治见解独到，其中对胃病的辨治更有独特的经验。《丹溪心法》中论述脾胃病的篇章有呕吐、恶心、咳逆、翻胃、吞酸、嗳气、痞、嘈杂、伤食、胃风、心痛（胃痛）等近10篇之多，《格致余论》也有"呃逆论"等专篇论述。朱丹溪辨治脾胃病并非只执一端，而是灵活辨证论治；每病都详论其辨证要点，并且创立了许多治疗胃病的名方。如：左金丸，可泻火疏肝、和胃止痛，主治肝火犯胃、脘胁疼痛、口苦嘈杂、呕吐酸水、不喜热饮等；保和丸，可消食、导滞、和胃，用于食积停滞、脘腹胀满、嗳腐吞酸、不欲饮食，可主治一切食积，是消食化积的代表性名方；越鞠丸，可理气解郁、宽中除满，用于治疗气、血、痰、火、湿、食各种郁结导致的胸脘痞闷、腹中胀满、饮食停滞、嗳气吞酸等，为理气解郁之名方。上述方剂，配伍精当，疗效卓著，为后世所习用。

1. 呃逆

呃逆，是指气逆上冲、呃呃连声、声短而频、不能自制之证。其表现呃声或疏或密，间歇时间无定，有几分钟或半小时呃一声，亦有连续呃逆七八声方暂止者。呃逆发病时，可偶然单独发生，亦可见于他病之兼证，持续时间可连续或间歇性发作。朱丹溪对呃逆也论述颇详，如《格致余论》曰："呃，病气逆也，气自脐下直冲，上出于口，而作声之名也。"详细描述了呃逆的病名、临床表现和病机特点。具体而言，主要包括以下几个方面：

（1）病名

在金元时代的医书中，有关"呃逆"有多种称谓，具体有以下几种：

①咳逆：《丹溪心法·咳逆》中论述了咳逆之为病，其症状描述与《格致余论》中的"呃逆"基本一致，乃为"气逆"所致，并提出本病"视其有余不足治之，其详在《格致余论》"。《格致余论》有"呃逆论"专述本

病，这说明当时"咳逆"与"呃逆"指的是同一种病证。

②哕：《丹溪心法·咳逆》附录中说："咳逆为病，古谓之哕，近谓之呃。"这说明了此病证名称不一，曾被称作"哕"证。朱丹溪认为，古时将"哕"误认为"呃逆"是错误的，如《丹溪心法治要·呕吐哕》中说："孙真人误以哕为咳逆。"但是从朱丹溪及其弟子、私淑者的著作中，可以发现其有时对"哕"的描述仍当为"呃逆"之义，如：《丹溪手镜·哕》曰："哕者，吃吃然有声也……皆胃受疾也。"

③吃逆：现存著作的不同版本中，对"吃逆"的病名也有不同的记载。早期的《格致余论》和《丹溪心法治要》的版本中，均作"吃逆"。如：《格致余论·吃逆论》曰："吃，病气逆也。气自脐下直冲，上出于口而作声之名也。"《丹溪治法心要·吃逆》曰："吃逆即咳逆，咳逆者，气逆也，气自脐下直冲上出于口而作声之名也。"从此处也可以看出，朱丹溪认为吃逆、咳逆为同一种病证。此外，《金匮钩玄》也以"吃逆"作为病名来论述，但从人民卫生出版社新版《格致余论》《丹溪心法》《金匮钩玄》中，此处均已改为"呃逆"[①]。

（2）病因病机

《丹溪手镜》中明确指出，本病乃属"胃受疾"也，故本病病位在胃。

---

① 人民卫生出版社1993年3月第1版、浙江省中医药研究院文献研究室编校《丹溪医籍》（云据元版本为底本，《医统正脉》本为主校本），则此《格致余论》之"吃逆论"篇名，乃作"呃逆论"，篇中之"吃，病气逆也"，又作"呃，病气逆也"。元版本《格致余论》究作"吃逆"，亦或"呃逆"，因为目见，非可臆断。然既云以《医统正脉》为主校本，则元之版本初本作何、明万历《医统正脉》本后又作何，当一一表而出之，始可明了。而今则否，其"呃逆"之下未出校记，则元本、明本俱作"吃逆"，特为编校者以臆率尔改之者，未可知也。今另据丹波元坚所撰《杂病广要·哕篇》引此《格致余论》之句，亦正作"吃，病气逆也"，则《格致余论》本即称之为"吃逆"者，亦可知也。

朱丹溪同时指出，本病的发生与痰、阴虚、阴火有关。如《丹溪心法·咳逆》中说："咳逆有痰、气虚、阴火。"戴原礼也补充说："呃逆者，因痰与热胃火者极多。"《格致余论·呃逆》中对于本病的病机特点做了详细的论述，认为本病的发生主要与胃虚和火有关，如"古方悉以胃弱言之而不及火，且以丁香、柿蒂、竹茹、陈皮等剂治之，未审孰为降火，孰为补虚。人之阴气，依胃为养。胃土伤损，则木气侮之矣，此土败木贼也。阴为火所乘，不得内守，木挟相火乘之，故直冲清道而上。言胃弱者，阴弱也，虚之甚也。"《脉因证治·呕吐哕》中分析阴火呃逆的病机，言"呃者，气逆也，阴火炎上也。气自脐下为火，直冲上出于口而作声也。又火结痰气而上升，冲出于口也"。朱丹溪认为，本病除胃阴虚以外，更重要的是阴火为病，不得内守，土败木贼，木挟相火上乘，直冲上出于口而作声，或有痰气，火结痰气而上冲。

（3）辨证治疗

《丹溪手镜·哕》中提及"趺阳脉滑为哕"，提出了此病的脉象特点。此外，《脉因证治·呕吐哕》中曰："哕而心下坚痞、眩悸者，以膈间有痰水。"《丹溪心法·咳逆》中提出此病的治疗原则："视其有余不足治之。"强调当审其虚实，明确病因。此病辨证当分虚实寒热，虚为胃虚、阴虚。如《格致余论》中说："言胃弱者，阴弱也，虚之甚也。"实为痰与火，或相兼为病。《丹溪心法》里也提到，此病应区分寒热，指出此病"乃胃寒所生，寒气自逆而呃上，此证最危。亦有热呃，已见伤寒证，其有他病发呃者。"《脉因证治·呕吐哕》指出，此病属阴火炎上者，"治宜降火行气导痰而自安"。以上为此病的辨证要点和治疗原则。

《丹溪心法》中具体提出了此病的加减治疗："不足者，人参白术汤下大补丸；有余并有痰者吐之，人参芦之类。痰碍气而呃逆，用蜜水吐，此乃燥痰不出。痰者，陈皮、半夏；气虚，人参、白术；阴火，黄连、黄柏、滑石；咳逆自痢者，滑石、甘草、炒黄柏、白芍、人参、白术、陈皮，加竹荆沥服。"其中，伴有伤寒证或其他疾病者，宜用半夏一两、生姜半两，水煎热服；或理中汤加枳壳、茯苓各半钱，半夏一钱；不效，更加丁香十粒。吐利后之呃逆当分寒热两端：寒者可用羌活附子汤或丁香十粒、柿蒂十个，切碎，水煎服；热者可与橘皮竹茹汤。如本无其他疾病而只是偶尔呃逆，是因为气逆所致，可用小半夏茯苓汤加枳实、半夏，或者煎汤泡萝卜子，研取汁，调木香调气散热服之。

（4）方剂

①橘皮干姜汤

组成：橘皮、通草、干姜、桂心、甘草（炙）各二两，人参一两。

主治：咳逆不止；咳逆哕恶；伤寒初病，但恶寒，不发热，口中和，脉微细而呃逆者。

煎服方法：上用五钱，水煎服。

组方分析：本方在《类证活人书》《医学纲目》等中均有记载，药味相同，剂量略有不同，其中选用橘皮和干姜等辛味药相互配伍，以求宣通气机、祛寒化湿、降逆顺气，尤其适合寒证之呃逆。

②橘皮竹茹汤

组成：橘皮一升，竹茹一升半，甘草（炙）二两，人参半两，枣子三十个，生姜半两。

煎服方法：上㕮咀，水十盏，煎至三盏，作三服。

功效：降逆止呃，益气清热。

主治：胃虚有热之呃逆，呃逆或干呕，虚烦少气，口干，舌红嫩，脉虚数。

组方分析：朱丹溪强调，呃逆之证虽有胃气不能和降而起者，但有寒热虚实之分。因此在《丹溪心法》中，所列之方剂有寒、有热、主虚、主实者均有之。橘皮竹茹汤是理气剂名方，主治因胃虚有热，气逆不降所致之呃逆。胃虚宜补，有热宜清，气逆宜降，故立清补降逆之法。方中橘皮辛温，行气和胃以止呃；竹茹甘寒，清热安胃以止呕，皆重用为君药。人参甘温，益气补虚，与橘皮合用，行中有补；生姜辛温，和胃止呕，与竹茹合用，清中有温，共为臣药。甘草、大枣助人参益气补中以治胃虚，并调药性，是为佐使药。对此，吴崑在《医方考》中说："橘皮平其气，竹茹清其热，甘草和其逆，人参补其虚，生姜正其胃，大枣益其脾。"此解释甚妙。

③生姜半夏汤

组成：半夏一两，生姜二两。

主治：通治咳逆欲死。

煎服方法：上以水煎，温作三服。

④治阴证咳逆方

组成：川乌、干姜（炮）、附子（炮）、肉桂、芍药、甘草（炙）、半夏、吴茱萸、陈皮、大黄（各等份）。

主治：阴证咳逆。

煎服方法：上为末。每服一钱，生姜五片煎服。

⑤人参白术汤

组成：人参、黄芩、柴胡、干葛、栀子仁、甘草（炙）各半两，白术、防风、半夏（泡七次）、五味。

主治：气虚之呃逆。

煎服方法：上咬咀。每服四钱，姜三片煎。

⑥羌活附子汤

组成：木香、附子（炮）、羌活、茴香（炒）各半两，干姜一两。

主治：寒证呃逆。

煎服方法：上为末。每服二钱，水一盏半，盐一捻，煎二十沸，和渣热服，一服止。《三因》加丁香。

⑦木香调气散

组成：白蔻仁、丁香、檀香、木香各二两，藿香、甘草（炙）各八两，砂仁四两。

煎服方法：上为末。每服二钱，入盐少许，沸汤点服。

（5）医案举隅

案例1

赵立道，年近五十，质弱而多怒。七月炎暑，大饥索饭，其家不能急具，因大怒，两日后得滞下病。口渴，自以冷水调生蜜饮之甚快，滞下亦渐缓，如此者五七日，召予视。脉稍大不数，遂令止蜜水，渴时但令以人参、白术煎汤调益元散与之，滞下亦渐收。七八日后，觉倦甚发吃，予知其因下久而阴虚也，令其守前药。然滞下尚未止，又以炼蜜饮，如此者三日，吃犹未止。众皆尤药之未当，将以姜、附饮之。予曰：补药无速效，附子非补阴者，服之必死。众曰：冷水饭多得无寒乎？予曰：炎暑如此，饮凉非寒，勿多疑。待以日数，力到当自止。又四日而吃止，滞下亦安。（《格致余论·呃逆论》）

案例2

又陈择仁，年近七十，厚味之人也。有久喘病，而作止不常，新秋患滞下，食大减，至五七日后吃作，召予视。脉皆大豁，众以为难。予曰：形瘦者尚可为，以人参白术汤下大补丸以补血，至七日而安。（《格致余论·呃逆论》）

案例3

又一女子，年逾笄，性躁味厚，暑月因大怒而吃作，每作则举身跳动，神昏不知人，问之乃知暴病，视其形气俱实，遂以人参芦煎汤。饮一碗，

大吐顽痰数碗，大汗昏睡，一日而安。(《格致余论·呃逆论》)

按语：以上三案出自朱丹溪《格致余论·呃逆论》。第一案中，病患年五十而体弱，治"以人参、白术煎汤调益元散"，属于健脾泻火、清热渗湿并施。第二案中，病患亦年近七十，且食欲大减、形瘦，朱丹溪在《格致余论》中说："此二人者虚之为也。"故选用人参白术汤以补虚。第三案则属于"形气俱实"者，故用"探吐法"以吐之。对此，朱丹溪解释说："人参入手太阴，补阳中之阴者也；芦则反尔，大泻太阴之阳。女子暴怒气上，肝主怒，肺主气，经曰：怒则气逆。气因怒逆，肝木乘火侮肺，故吃大作而神昏。参芦喜吐，痰尽气降而火衰，金气复位，胃气得和而解。麻黄发汗，节能止汗。谷属金，糠之性热；麦属阳，麸之性凉。先儒谓物物具太极，学者其可不触类而长，引而伸之乎！"以上三案，说明呃逆之治疗，辨别虚实寒热，至关重要。

2. 噎膈

（1）病名

《丹溪心法·翻胃》曰："翻胃即膈噎，膈噎乃翻胃之渐。《发挥》备言：年高者不治，粪如羊屎者断不可治，大肠无血故也。"《金匮钩玄》也有类似记载。

（2）病因病机

朱丹溪基于"气血痰郁"理论来认识噎膈的病因病机，指出无论内伤外感，俱可使气血运行失常，"或因些少饮食不慎，或外冒风寒，或内感七情；或食味过厚，偏助阳气，积成膈热；或资禀充实，表实无汗；或性急易怒，火炎上以致津液不行，清浊相干，气为之病"。尤其火热之伤，"气得炎上之化，有升无降，熏蒸清道，甚而至于上焦不纳，中焦不化，下焦不渗，展转传变"，以及"气血两亏，痰客中焦，妨碍升降，不得运用"，"痰挟瘀血，遂成窠囊"，均可酿生噎膈。

朱丹溪详细阐述了噎膈的病机特点，《丹溪手镜·噎膈》曰："大概因津血俱耗，胃脘亦槁，在上近咽之下，水饮可行，食物难入，间或可入，入亦不多，曰噎。其槁在下，与胃为近，食虽可进，难尽入胃，良久复出，曰膈，即翻胃也。大便秘如羊屎，小便热，各虽不同，病则一也。"概括而言，积热夹痰、瘀血凝滞、津血枯槁是噎膈的基本病机，为血虚、气虚、有热、有痰兼病。

（3）辨证治疗

《丹溪手镜·噎膈》还论述了《三因方》之五噎五膈，可供临床辨证参考。分别是："气噎者，心悸上下不通，噎哕不彻，胸背痛。忧噎者，遇天阴冷，手足厥冷不能自温。劳噎者，气上膈，胁下支满，胸中填塞，攻背痛。思噎者，心怔忡，喜忘，目视眈眈。食噎者，食无多少，胃中苦寒痛，不得喘息。忧膈者，胸中气结，津液不通，饮食不下，羸瘦短气。思膈者，中脘逆满，噫则酸心，饮食不消，大便不便。怒膈者，胸膈逆满，噎塞不通，呕则筋急，恶闻食臭。喜膈者，五心烦热，口舌生疮，四肢倦重，身常发热，胸痹引背，食少。恐膈者，心腹胀满，咳嗽气逆，腹中逆冷雷鸣绕脐痛，不能食。"进一步阐述了对噎膈的认识和辨证要点。

戴原礼补充此病的辨证要点及预后说："翻胃血虚者，脉必数而无力；气虚者，脉必缓而无力；气血俱虚者，则口中多出沫，但见沫大出者必死。有热者，脉数而有力；有痰者，脉滑数，二者可治。"这也是判断预后的重要依据。《金匮钩玄》曰"粪如羊屎者断不可治，大肠无血故也"，就是依此来判断预后。

据此病机认识，养血润燥就成为此病的首要治法，《局方发挥》提出，"夫噎病生于血干。夫血，阴气也，阴主静，内外两静，则脏腑之火不起而金水二气有养，阴血自生，肠胃津润，传化合宜，何噎之有？"血虚用药以四物汤为主，加陈皮、桃仁、红花、甘草；兼气虚者，则以四君子汤为主。其次是理气导痰，《金匮钩玄》"有气滞痰结者，通气之药皆可用也"。导痰以二陈汤为主，无论血虚、气虚、有热，兼痰必用童便、竹沥、姜汁、牛羊乳。《医方集解》中引《丹溪心法》治噎膈方，有用韭菜汁二两、牛乳一盏、生姜汁半两和匀温服，主治翻胃噎膈者。同时朱丹溪治疗此病时，气虚者，在童便、韭汁、竹沥、牛羊乳、生姜汁的基础上，加四君子汤或参苓白术散；血虚者，则选用四物汤加童便；有痰则以二陈汤为主。同时，列举了烧针丸、枣肉平胃散等治疗方剂。后世《医学正传·卷之三·噎膈》中引"丹溪方法凡十一条"，认为"丹溪论之详矣"，说明朱丹溪对本病治疗的论述对后世影响深远。同时，朱丹溪指出，此病切不可用香燥之药，而"宜薄滋味"。对此，清·汪昂在《医方集解》中解释到："膈噎不通，服香燥药取快一时，破气而燥血，是速其死也。不如少服药，饮牛乳，加韭汁或姜汁或陈酒为佳。朱丹溪指出，此病禁用香燥药，所言补血、益阴、润燥、和胃、调中，却无其方，可以意会。治膈噎诸药，韭汁散瘀，竹沥、姜汁消痰，童便降火，人乳、牛乳润燥补血，芦根汁止呕，茅根汁凉血，甘蔗汁和胃，荸荠消食，驴尿杀虫，或加烧酒、米醋、白蜜，和诸汁顿服，亦佳。"

（4）方剂

①韭菜汁牛乳方

组成：韭菜汁二两，牛乳一盏。

主治：翻胃、积饮通用。

煎服方法：上用生姜汁半两，和匀温服，效。益元散，生姜自然汁澄白脚，丸小丸子。时时服。

②烧针丸

组成：黄丹（不以多少）。

主治：翻胃噎膈。《古今医鉴》卷十三中亦载此方，加朱砂、白矾用以治疗小儿吐泻。

功用：此药清镇，专主吐逆。

煎服方法：上研细，用去皮小枣肉，丸如鸡头大。每用，针签于灯上，烧灰为末，乳汁下一丸。

③枣肉平胃散

组成：厚朴（姜制）、陈皮（去白）各三斤二两，甘草（炙）、红枣、生姜各二斤，苍术（泔浸一宿炒）五斤。

主治：脾胃不和，不思饮食，心腹、胁肋胀满刺痛，口苦无味，胸满短气，呕哕恶心，噫气吞酸，面色萎黄，肌体瘦弱，怠惰嗜卧，体重节痛，常多自利，或发霍乱，及五噎八痞，膈气反胃，并宜服之。

功用：调气暖胃，化宿食，消痰饮，避风、寒、冷、湿四时非节之气。

煎服方法：上锉，拌匀，以水浸过面上半寸许，煮干，焙燥为末。每服二钱，盐汤空心点服。

（5）医案举隅

案例1

东阳王仲延遇诸途，来告曰：我每日食物必屈曲自膈而下，且硬涩作微痛，他无所苦，此何病？脉之，右甚涩而关尤沉，左却和。予曰：污血在胃脘之口，气因郁而为痰，此必食物所致，明以告我。彼亦不自觉。予又曰：汝去腊食何物为多？曰：我每日必早饮点剌酒二三盏逼寒气。为制一方：用韭汁半银盏，冷饮细呷之，尽韭叶半斤（《名医类案》作"二斤"）而病安。已而果然。（《格致余论·治病必求其本论》）

案例2

朱丹溪治一人，咽膈间常觉有物闭闷，饮食妨碍，脉涩稍沉，形色如常。以饮热酒所致。遂用生韭汁，每服半盏，日三服，至二斤而愈。（《名医类案·噎膈》）

按语：以上两案均为饮酒而致病，脉涩而胸膈满闷，饮食不利，断为污血在胃脘之口。《名医类案》云："皆滞血致病，而涩脉应之，乃噎膈之渐也。"《本草衍义补遗》谓：韭"研取其汁，冷饮细呷之，可下膈中瘀血，甚效"。《金匮钩玄·心痛》谓："凡治病必须先问平日起居何。假如心痛有因平日喜食热物，以致血流于胃口作痛，轻者用韭汁、桔梗，能开提气，血药中兼用之。"朱丹溪喜用韭治疗瘀血型的胃脘痛，他说："死血留于胃口作痛者，宜用韭汁加入中，盖韭汁消血。"《本草经疏》中还说："韭，生则辛而行血……胃中热，乃胃中有瘀滞而发热也，瘀血行，热自除矣。"噎膈之渐，病轻而药简功专，故收效甚捷。

案例3

台州一匠者，年近三十，勤于工作，而有艾妻，且喜酒。其面白，其脉涩，重则大而无力。令其谢去工作，卧于牛家，取新温牛乳细饮之，每顿进一杯，一昼夜可饮五七次，尽却食物，以渐而至八九次，半月大便润，月余而安。然或口干，盖酒毒未解，间饮甘蔗汁少许。(《名医类案·噎膈》)

按语：本案也属饮酒为患，同为涩脉，因重按大而无力，且勤于工作又有艾妻，故从虚着眼，专用牛乳濡泽枯槁，养血润肠而愈。前引《丹溪心法·翻胃》治法，有用韭菜汁、牛乳、生姜汁和匀温服者。案1、2即以韭菜汁消膈下瘀血，而本案则以牛乳润燥补虚，各有所重。

案例4

一人不能顿食，喜频食。一日，忽咽合壅塞，大便燥结，脉涩似真脏脉。喜其形瘦而色紫黑，病见乎冬却有生意。以四物汤加白术、陈皮浓煎，入桃仁十二粒研，再沸饮之，更多食诸般血以助药力。三十帖而知，至五十帖而便润，七十帖而食进，百帖而愈。(《名医类案·噎膈》)

按语：民间有以鹅、鸭血治噎膈者，取其推陈致新、养血润肠的作用，丹溪以"诸般血以助药力"，正取法于此。且取四物以养血润燥，余药则养血化瘀、益气理气之常规。

3. 吞酸吐酸

吞酸和吐酸均为常见胃病，是指酸水由胃中上逆泛吐而出的病证。至朱丹溪始对其有寒热之分，并根据其症状和病机的不同来区分吞酸与吐酸之不同，同时创立了名方左金丸来治疗肝胃郁热证，对后世诊疗相同病机所导致的胃痛等病影响深远。

（1）病名

朱丹溪对吞酸和吐酸从症状上进行了区分，认为"凡酸水由胃中上泛，若随即咽下者，称为吞酸；不咽下而吐出者，则称为吐酸"。

（2）病因病机

朱丹溪对吞酸和吐酸的病因病机做了较为细致的论述。《丹溪心法·吞酸》曰："吞酸者，湿热郁积于肝而出，伏于肺胃之间，必用粝食蔬菜自养。"《丹溪心法》也认为吞酸为"湿热郁积于肝而出，伏于肺胃之间"所致。《脉因证治》中将嗳气、吞酸、嘈杂一并讨论，认为均属"胃中有火，有痰"所致。《金匮钩玄》也记载，嗳气属"胃中有火有痰"，而嘈杂则属"痰因火动"所致，并分列治疗方药。

对于吐酸的病机认识，历代医家认识不一。《黄帝内经》及刘完素认为吐酸属热，而李东垣则认为属寒证。朱丹溪在《局方发挥》中对此做了明确的阐释："吐酸，《素问》为热，东垣又为寒，何也？吐酸，是吐酸水如醋，平时津液上升之气郁积而久，湿中生热，故从火化，遂作酸味，非热而何？其有郁积之久不能自涌而出，伏于肺胃之间，咯不得上，咽不得下，肌表得风寒则内热愈郁，而酸味刺心，肌表温暖，腠理开发，或得香热汤丸，津液得行，亦可暂解，非寒而何？《素问》言热，言其本也；东垣言寒，言其末也。"《黄帝内经》中所说吐酸之病机为热，而李东垣则认为属寒。朱丹溪则认为，吐酸与吞酸不同，其发病与热和寒均无直接关联。吐酸是吐出酸水如醋，由于平时津液随上升之气郁积而成。而郁积之久，会生湿热，故从火化，所以产生酸味。郁积日久，伏于肺胃之间，若肌表得风寒则会加重内热之郁积；若肌表得温暖，腠理开发，或进食温暖之汤水，津液得行，则症状会稍为缓解。朱丹溪指出"《素问》言热者，言其本也；东垣言寒者，言其末也"，认为本病是由于"热湿郁积"加上肌表感受风寒，肺气失于肃降所致，故创寒热反佐、苦辛并用、开泄中焦湿热一法。这一认识为后世医家广泛接受，确属朱丹溪的独到见解。

（3）辨证治疗

朱丹溪在《局方发挥》中介绍了吞酸的治疗方法，也就是著名的左金丸。其曰："予尝治吞酸用黄连、茱萸各制炒，随时令迭为佐使，苍术、茯苓为主病，汤浸炊饼为小丸，吞之。仍教以粗食蔬菜自养，则病易安。"是方选用黄连与吴茱萸反佐配伍，可泻火疏肝、和胃止痛，后世将其用于肝火犯胃、脘胁疼痛、口苦嘈杂、呕吐酸水、不喜热饮等症，沿用至今。

（4）医案举隅

案例1

丹溪治一人，年五十余，因湿气，呕吐酸水如醋，素饮酒。以二陈汤加白术、苍术、砂仁、藿香、黄连，二帖而安。（《名医类案·呕吐》）

按语： 本案患者年五十余，并素饮酒，朱丹溪认为此例主要为湿气为患，故治以二陈汤加味，加香砂以和胃化湿降逆，苍术、白术以健脾燥湿，黄连之苦以制其酸。方证相应，效如桴鼓。

案例2

一人数年呕吐酸水，时作时止，便涩肠鸣。白术、枳实、茱萸、苍术、缩砂、陈皮、茯苓、香附、贝母、生甘草、白豆蔻、滑石，上煎服。（《丹

溪治法心要·吞酸》)

按语：该案与上例不同之处在于，该患者病程日久，反复发作，并兼有肠鸣及大便不畅。故朱丹溪组方以健脾行气为主，方中也用了苍术、白术以健脾燥湿，同时也加入了枳实、香附等以行气，并用吴茱萸以治酸。

4. 恶心

《丹溪心法》认为，恶心一证，病有痰、有热、有虚之不同，主张皆用生姜，随证佐药。《丹溪心法·恶心》中明确指出恶心为胃病的症状，"虽曰恶心，实非心经之病，皆在胃口上"。同时又对恶心的临床表现加以形象的描述："恶心者，无声无物，心中欲吐不吐，欲呕不呕。""恶心，欲吐不吐，心中兀兀，如人畏舟船。"戴原礼在《丹溪治法心要》中也说："恶心者，无声无物，但心中欲吐不吐，欲呕不呕，虽曰恶心，非心经之病，皆在胃口上，宜用生姜，盖能开胃豁痰故也。"在治疗上，主张重用生姜以开胃豁痰，同时采取辨证治疗，一般宜选用大半夏汤，小半夏茯苓汤、理中汤加半夏亦可。如胃中有热恶心者，以二陈汤加生姜汁炒黄连、黄芩各一钱，最妙。《丹溪治法心要》中还提到，如因痰饮为患者，用二陈汤加丁香、乌梅、生姜七片，煎服。

代表性方剂如下。

①大半夏汤

组成：半夏、陈皮、茯苓各二钱半。

煎服方法：上㕮咀。水二盏，姜二钱半，煎八分，食后服。

组方分析：《丹溪心法》所载之大半夏汤，与《金匮要略》或《千金方》中所载之大半夏汤略有不同。本方用半夏、陈皮、茯苓各等份，有二陈汤之意，可燥湿化痰理气，治疗痰饮所致的恶心之证，方中茯苓、陈皮也有温中之意。《古今医鉴》中记载本方（即二陈汤去甘草加生姜）主治胃寒恶心。

②小半夏茯苓汤

组成：半夏五两，茯苓三两。

煎服方法：上㕮咀。每服八钱，用水一盏半，煎至一盏，入生姜自然汁投药中，更煎一两沸，热服，无时，或用生姜半斤同煎。

组方分析：《古今医鉴》中评论本方，"即大半夏汤去陈皮倍加生姜，治心中兀兀欲吐"。

5. 嘈杂

朱丹溪在《丹溪心法》中提出嘈杂这一证名，戴原礼又名之为心嘈，是指胃中空虚，似饥非饥，似辣非辣，似痛非痛，胸膈懊恼，莫可名状的一种疾病，为临床常见的一种胃部疾病。本病常和胃痛、吐酸等病同时并见，亦可单独出现。有关嘈杂的病因病机，朱丹溪认为属于"因痰为病"，他指出痰湿、气郁、食积、热邪等皆是致病所因，类似的观点同样存在于他对于嗳气、伤食的辨治中。《丹溪心法·嘈杂》曰："嘈杂，是痰因火动。"强调治疗应以"治痰为先"。此外，还提出治疗主要选用姜炒黄连、炒栀子等，并根据具体情况提出分型论治。如食郁有热者，用炒山栀子、黄芩为君，南星、半夏、陈皮为佐，热多加青黛；如肥人嘈杂，二陈汤少加川芎、苍术、白术、炒山栀子；如若湿痰气郁，不喜食，三补丸加苍术，倍香附；如嘈杂外加眩晕，二陈汤加栀子、芩、连之类。朱丹溪对此病的诊疗论述独到而全面中肯，使后世有法可依。

总之，《丹溪心法》所论胃病多有精辟见解，既有以痰为主论治胃病的鲜明特色，又切实辨证论治，治法灵活多样。其创立"嘈杂"这一病名和对吐酸的独到分析，对后世辨治胃病有非常大的启发。

（五）鼓胀

鼓胀，又名"水蛊""蛊胀""蜘蛛蛊""单腹胀"。《黄帝内经》名为鼓胀，《金匮要略·水气病脉证并治》以肝水、脾水、肾水为名，指出此病病机与肺、脾、肾三脏功能障碍密切相关。朱丹溪继承了李东垣对鼓胀病的认识，同时又对鼓胀病的论治颇有创见，强调分清标本虚实，辨证论治。

1. 病名

朱丹溪在《丹溪心法》中介绍"鼓胀又名单鼓"。《丹溪治法心要》中又说："鼓胀又名曰蛊，即所谓单腹胀也。"其对鼓胀的病名解释为："以其外虽坚满，中空无物，有似于鼓；其病胶固，难以治疗；又名曰蛊，若虫侵蚀，有蛊之义。"认为本病的特点是虽外形看似坚满，但中间为空无物；且病势缠绵，难以治疗；蛊乃传说中的一种人工培养的毒虫，专用来害人，本病以此来命名，说明本病有如虫之侵蚀之义。

2. 病因病机

关于鼓胀的病机，早在《黄帝内经》中就有不少记载。如：《素问·至真要大论》曰："诸腹胀大，皆属于热。"《素问·阴阳应象大论》曰："寒气生浊，热气生清。清气在下，则生飧泄；浊气在上，则生膜胀。"李东垣在《黄帝内经》的基础上，指出"太阴所至为中满，诸湿肿满，皆属脾土"。又曰："诸腹胀大，皆属于热者何也？此乃风寒有余之邪，自表传里，而作胃实腹满。亦有膏粱之人，湿热郁于内而成胀满者。"（《兰室秘藏·诸腹胀大皆属于热论》）朱丹溪继承了李东垣的观点，对鼓胀病机的分析尤为精辟。他运用阴阳升降的理论，并结合临床实践，提出湿热壅滞说。并且从《内经》理论出发，对鼓胀病机做了精辟的分析。他认为，由于"脾具坤静之德，而有乾健之运"，所以脾具有能使"心肺之阳降，肾肝之阴升"的作用，如果脾能健运则人体不病。《格致余论》有"鼓胀论"专篇，阐述其病因病机："七情内伤，六淫外侵，饮食不节，房劳致虚，脾土之阴受伤，转输之官失职，胃虽受谷不能运化，故阳自升，阴自降，而成天地不交之否。于斯时也，清浊相混，隧道壅塞，气化浊、血瘀郁而为热。热留而久，气化成湿，湿热相生，遂成胀满，《经》曰鼓胀是也。"由此可以认为，鼓胀之本在于脾虚，正是由于种种病因导致脾失健运，引起气机升降失常，继而形成气、血、痰、郁一系列病变。而郁久则进一步化热，热壅则气化不利而生湿，最终湿热相合，壅滞于腹，胶结难化，而成鼓胀。故鼓胀为典型的本虚标实证，病之本是脾胃虚弱，病之标则主要是湿热为患。

3. 辨证治疗

（1）基本治则

针对鼓胀的病机，朱丹溪曰："以气之为病，痞闷壅塞似难于补，恐增病势。不思正气虚者不能运行，邪滞所著而不出，所以为病。《经》曰：壮者气行而愈，怯者著而成病，苟成气怯不用补法，气何由行？"因此，鼓胀的治疗原则，当为补脾益气，兼顾攻邪泻下。《格致余论·鼓胀论》中说："补脾，又须养肺金以制木，使脾无贼邪之虑，滋肾水以制火，使肺得清化之令。却盐味以防助邪，断妄想以保母气，无有不安。"《金匮钩玄》中说："大补中气行湿，此乃脾虚之甚。"说明本病"理宜补脾"，"又须养肺金以制木"，同时"滋肾水以制火"。《丹溪心法》中区别虚实以立法，指出："实者，按之不坚不痛，治须实者下之、消之，次补之；虚者，温之、升之，补为要。朝宽暮急，血虚；暮宽朝急，气虚；终日急，气血皆虚。"对此，朱丹溪又加以两点说明：其一，气可补；其二，不可求速效。前者因鼓胀多痞闷壅塞，属气病，恐因补增剧病势，朱丹溪解释为"正气虚者不能运行，邪滞所著而不出，所以为病"。补气则气壮而行，这是塞因塞用之法。后者则因病起于虚，或三五年，或十余年，积久成病，根深势笃，若以泻利求速效，则肿愈甚而真气伤，图一时之快，自求其祸。同时，攻邪泻下之法的使用要点为：受病浅，脾胃壮，积滞不痼，又有可下之证，脉实兼人壮盛者，或可用攻药。

（2）辨证治疗

在临证中，朱丹溪恪守灵活机变的原则，用药不忘求本，但亦根据病情虚实、患者体质、病因等不同而各有所侧重，认为此病的治疗应以"大补中气行湿"为主，选用大剂人参、白术，佐以陈皮、茯苓、苍术之类。如有腹感朝宽暮急血虚者，用四物汤行血药。暮宽朝急，为气虚。脉实坚、人壮盛者，可攻之，用参、术为主。补合者，可以用厚朴以姜汁制之，以补气并治腹胀。如肥胖之人腹胀者，宜平胃、五苓共服之；如白人腹胀者，是气虚，宜参、术、厚朴、陈皮；如瘦人腹胀者，是热，宜黄连、厚朴、香附、白芍；如因有故蓄血而腹胀者，宜抵当丸下死血；如因有食积而腹胀者，有热，用木香槟榔丸，有寒，用木香、厚朴、丁香、砂仁、神曲、香附；如因外寒郁内热而腹胀者，用藿香、麻黄、升麻、干葛、桂枝；因大怒而腹胀者，宜青皮、陈皮、香附、木香、栀子仁、芦荟。腹胀不觉满者，食肉多，以黄连一两、阿魏半两，醋浸蒸饼为丸，同温中丸、白术汤下。食肉多腹胀，三补丸料内加香附、半夏曲，蒸饼丸服。此外，针对有外感、喜大怒、喜饮酒、食肉多等诸如此类，俱投以对证之药，以达到从本治疗的目的。朱丹溪治鼓胀的方药中，最喜以大剂白术与姜制厚朴配伍同用，认为此法有良效。为了便于人们应用，朱丹溪还列举了许多成方，确有临床参考价值。

朱丹溪针对气虚、血虚、痰湿、瘀血等病机，分别选方治疗鼓胀，如禹余粮丸、木香槟榔丸、温中丸、中满分消丸、紫苏子汤、人参芎归汤、抵当丸等，并注意利水。此外，朱丹溪还重视调养情志与调整饮食以养正气。摄养调护方面，提出"远音乐""断妄想""断厚味""却盐味"等。究诸临床，肝病与情志、饮食、起居调养等甚是相关。

4. 方剂

（1）中满分消丸

组成：黄芩、枳实（炒）、半夏、黄连（炒）各五钱，姜黄、白术、人参、甘草、猪苓各一钱，厚朴（制）一两，茯苓、砂仁各二钱，泽泻、陈皮各三钱，知母四钱，干生姜二钱。

主治：中满鼓胀，水气胀大热胀。

用法：上为末，水浸蒸饼，丸如梧子大。每服百丸，焙热，白汤下，食后。寒因热用，故焙服之。

组方分析：本方主治中满热胀、鼓胀、气胀、水胀由湿热阻滞，脾胃受伤，气机失畅所致者。首见于《兰室秘藏》卷上。论曰："中满治法，当开鬼门，洁净府。开鬼门者，谓发汗也；洁净府者，利小便也。中满者，泻之于内，谓脾胃有病，当令上下分消其湿。"本方集六君子汤、四苓散、泻心汤、二陈汤、平胃散诸方为一方。方中重用厚朴、枳实，是取厚朴三物之半，合姜黄苦温开泄，行气除满，以治脾胃升降失职、气机阻滞、脘腹胀满疼痛等；黄芩、黄连、生姜、半夏同用是取"泻心"之意，以辛开苦降，顺畅气机，开结除痞，分理湿热。方中半夏，尤能降逆和胃止呕。上二者均无大黄者，以其脾虚而无有形实邪之故。知母虽苦寒，但肥润多脂，既可清热泻火以祛其邪，又可滋阴润燥以扶其正。泽泻、猪苓、茯苓、白术，义取四苓散以理脾渗湿，使决渎之气化达，则湿热从小便而出，所谓"洁净府"也。少佐橘皮、砂仁、四君，是六君方法，在祛邪中佐以扶正之药，寓补脾法于分消解散法中，使脾胃得补，运化有力，升降复常，且可扶正以祛邪，祛邪不伤正。诸药合用，共奏健脾行气、泻热利湿之功。由于本方具有行气健脾、泻热利湿之功，能分消上下之湿而治中满，且为丸剂，故名中满分消丸。本方配伍特点是辛散、苦泄、淡渗药共用，祛邪佐以扶正之药，寓补脾于分消解散之中。

（2）广术溃坚汤

组成：厚朴、黄芩、益智、草豆蔻、当归各五钱，黄连六钱，半夏七钱，广术、升麻、红花（炒）、吴茱萸各二钱，甘草（生）、柴胡、泽泻、神曲（炒）、青皮、陈皮各三钱。

主治：中满腹胀，内有积块，坚硬如石，令人坐卧不安，大小便涩滞，上气喘促，遍身虚肿者。

随证加减：上症伴有口渴者，加葛根四钱。

用法：上每服七钱，生姜三片，煎服。

（3）紫苏子汤

组成：苏子一两，大腹皮、草果、半夏、厚朴、木香、陈皮、木通、白术、枳实、人参、甘草各半两。

主治：忧思过度，致伤脾胃，心腹胀满，喘促烦闷，肠鸣气走，辘辘有声，大小便不利，脉虚紧而涩。

用法：上水煎，生姜三片，枣一枚。

（4）人参芎归汤

组成：当归、半夏各七钱半，川芎一两，蓬术、木香、砂仁、白芍、甘草（炙）各半两，人参、桂心、五灵脂（炒）各二钱半。

主治：血胀，烦躁，水不咽，迷忘，小便多，大便异，或虚厥逆。妇人多有此证。

用法：上水煎，生姜三片，枣一个，紫苏四叶。

（5）禹余粮丸

组成及用法：蛇含石（以铁铫盛入炭火中煅，药与铫子一样通红，用钳出铫子，以药淬醋中，候冷，研极细）大者三两，真针砂（先以水淘净，控干，更以铁铫子炒干，入禹余粮。一处用米醋二升就铫内煮令醋干为度，却就用铫子同二药入一秤炭火中煅令通赤，钳出铫子，倾药于净砖地上，候冷研极细）五两，禹余粮（同入针砂内制）三两。

以上三物为主，其次量人虚实，入下项药：木香、牛膝（酒浸）、莪术（炮）、白蒺藜、桂心、川芎、白豆蔻、土茴香（炒）、三棱（炮）、羌活、茯苓、干姜（炮）、青皮（去白）、附子（炮）、陈皮、当归（酒浸一夕）。

上各半两。虚人老人，全用半两。实壮之人，随意减之。

上为末，拌匀，以汤浸蒸饼，滤去水，和药再捣极匀，丸如梧桐子大。每服五十丸，空心温酒下。最忌食盐，否则发疾愈甚。

主治：中满，气胀，喘满及水气胀。

组方分析：多部著作中可见有关禹余粮丸的记载，其药物组成不尽相同。《格致余论》有谓："古方唯禹余粮丸，又名石小黄丸，又名紫金丸。制肝补脾，殊为切当；亦须随证，亦须顺时，加减用之。"陈无择《三因极一病证方论》卷十四中所载之禹余粮丸，原治"十种水气，凡脚膝肿，上气喘满，小便不利。但是水气，悉皆主之"。《丹溪心法》中，用"治中满，气胀喘满及水气胀"，药用蛇黄、针砂、禹余粮、羌活、木香、茯苓、川芎、牛膝、白豆蔻、土茴香、莪术、三棱、白蒺藜、附子、当归。但《格致余论》下文又引医案，言此方温热之药太多，宜自加减，不可执方。

（6）木香槟榔丸

组成：木香、槟榔、当归、黄连、枳壳、青皮、黄柏各一两，黄芩、陈皮、三棱、香附、牛末各二两，莪术、大黄各四两。

用法：上为末，面糊丸梧子大。每服五七十丸，临卧姜汤下。寻常消导开胃，只服三四十丸。

主治：湿热内盛之胃肠积滞、脘腹胀痛。

5. 医案举隅

案例1

杨兄，年近五十，性嗜酒，病疟半年，患胀病，自察必死，来求治。诊其脉弦而涩，重则大。疟未愈，手足瘦而腹大如蜘蛛状。予教以参、术为君，当归、川芎、芍药为臣，黄连、陈皮、茯苓、厚朴为佐，生甘草些少，作浓汤饮之。一日定三次，彼亦严守戒忌。一月后，疟因汗而愈；

又半年，小便长而胀愈。中间稍有加减，大意只是补气行湿。(《格致余论·鼓胀论》)

按语： 本案中病患因疟成胀，症见手足瘦而腹大如蜘蛛状，脉弦而涩。朱丹溪从"治病必求于本"出发，以补益为主，药用参、术以益气健脾，归、芍以补血活血，并加理气行湿的厚朴、陈皮以消减痞闷壅塞，并强调根本大法是"补气行湿"，可供临证参考。

案例 2

陈氏，年四十余，性嗜酒。大便时见血，于春间患胀，色黑而腹大，其形如鬼。诊其脉数而涩，重似弱。予以四物汤加黄连、黄芩、木通、白术、陈皮、厚朴、生甘草，作汤与之。近一年而安。(《格致余论·鼓胀论》)

按语：《格致余论》中评论两案"一补气，一补血，余药大率相出入，皆获安以保天寿"。《丹溪治法心要》里也说："一人嗜酒，病疟半年，患胀腹如蜘蛛；一人嗜酒，便血后患胀，色黑而腹大形如鬼状（俱见《医要》)。上二者，一补其气，一补其血，余药大率相出入，而皆获安。"本案与前一案相比，因其症见"色黑而腹大"，其脉见"数而涩"，有瘀血之征，因而重用了四物以养血活血，但也注意到使用了白术、陈皮、厚朴等补气健脾，行气燥湿。值得注意的是，两案均不离黄连、陈皮、厚朴，清郁热、散结气、行湿滞是治鼓胀的重要治法，且不求速效，缓以图功，守法有恒。

案例 3

俞仁叔，儒而医，连得家难，年五十得此疾，自制禹余粮丸服之。予诊其脉弦涩而数，曰：此丸新制，锻炼之火邪尚存，温热之药太多，宜自加减，不可执方。俞笑曰：今人不及古人，此方不可加减。服之一月，口鼻见血，色骨立而死。(《格致余论·鼓胀论》)

按语： 本案病患自服禹余粮丸而治鼓胀。朱丹溪则认为，患者脉弦涩而数，而新制之禹余粮丸，金石药多，温热药多，补益药少，不赞成患者应用，而应随证顺时，加减用药，不可固守古方。本案患者服一个月之后病情迅速恶化而死，实属朱丹溪所批判的固守成方、未辨证论治之过。

案例 4

一人因久疟腹胀，脉微弦，重取涩，皆无力。与三和汤，三倍术，入姜汁，数帖而疟愈，小便利，腹稍减。随又小便短，此血气两虚，于前方入人参、牛膝、归身尾，大剂百帖而安。（《名医类案·肿胀》）

按语： 久疟腹胀，脉轻重取皆无力，说明本证属虚。三和汤，即《局方》三和散，药用羌活、紫苏、沉香、木瓜、大腹皮、川芎、甘草、橘皮、木香、槟榔、白术，治五脏不调、三焦不和、心腹痞闷、胁肋鼓胀、风气壅滞、肢节烦疼、头面虚浮、手足微肿、肠胃燥涩、大便秘难等症。朱丹溪活用此方以治疟兼胀，颇属得当。方中三倍白术，以制辛散以助其气。后更加人参、牛膝、归身尾，大剂以补益气血，守方日久而见功。

案例 5

一女子禀厚，患胸腹胀满。自用下药，利十数行，胀满如故，脉皆大，按则散而无力。朱曰：此表证反攻里，当死，赖质厚，时又在室，可救，但寿损矣。以四物汤加参、术、带白陈皮、炙甘草煎服。至半月后尚未退，自用萝卜种煎浴二度，又虚其表，稍增，事急矣。前方去芍药、地黄，加黄芪，倍白术，大剂浓煎饮之，又以参、术为丸吞之。十日后，如初病时，又食难化而自利，以参、术为君，稍加陈皮为佐，又与肉豆蔻、诃子为臣，山楂为使，粥丸吞之，四五十帖而安。（《名医类案·肿胀》）

按语： 朱丹溪断为表证，当属胸腹胀满而兼见表证。误下伤气损脾，脉象虚极，故以补气养血为治。先后三诊，去芍药、地黄之阴柔，加黄芪，倍白术补气行湿，或大剂浓煎，或为丸药，此"塞因塞用"之法，自始至终扶正补益以治本。

案例 6

一妇人，腹久虚胀单胀者，因气馁不能运，但面肿手足，或肿气上行，阳分来应，尚可治，参、术、芎、归为主，佐以白芍药之酸敛胀，滑石燥湿兼利水，大腹皮敛气，紫苏梗、莱菔子、陈皮泄满，海金沙、木通利水，木香运行，生甘草调诸药。一妇，气虚单胀面带肿，参、术、茯苓、厚朴、大腹皮、芎归、白芍、生甘草、滑石。（《丹溪治法心要·鼓胀》）

按语：此二妇人均属本虚标实之证，均补泻兼施，用参、术、芎、归以补其气血，用大腹皮、木通、滑石等行水，更加莱菔子、木香以行气，并加白芍以酸甘化阴柔肝以缓诸药之温燥，共奏行气利水之功效。后世治疗鼓胀多从此法入手，肝脾共调，气血双补。

（六）咳嗽

朱丹溪对咳嗽的辨证论治别具特色。《丹溪心法·咳嗽》中，将咳嗽分为风寒、痰饮、火郁、劳嗽、肺胀五种。《金匮钩玄》中，又将咳嗽分为风寒、火、劳、肺胀、痰五种。朱丹溪对于不同类型的咳嗽，分别描述其症状，示人以方药，并结合四季变化和一日之中咳嗽的时间分析病机，进行论治。

1.病因病机

朱丹溪论咳嗽，有风寒、痰饮、火郁、劳嗽、肿胀五种，特别注重火热邪气，犯胃伤肺，郁滞上逆，或夹痰饮，或兼气血不足，从而有种种不同证候。劳嗽、肺胀，则重气血之虚，注意截断病情发展，不致酿成劳瘵痼疾。即使风寒致嗽，也注重内有致虚之因。他特别注重四时季节变化和一日之中咳嗽的时间，这是其辨证论治精神的一种体现。

2.临床表现

《金匮钩玄》的咳嗽诊治，特别注重以四时季节和一日之中的咳嗽时间来辨识病机。嗽，春是春升之气，夏是火炎上，秋是湿热伤肺，冬是风寒外来。上半日嗽多者，属胃中有火；午后嗽多者，此属阴虚（阴分嗽者，多属阴虚治之也）；五更咳嗽者，此胃中有食积，至此时流入肺金。另外，咳嗽声嘶者，此血虚受热也；干咳嗽者难治，此系火郁之证，乃痰郁火邪在中，不已，则成劳……此证不得志者有之；久嗽则风入肺。戴原礼也在《金匮钩玄》中补充说："风寒者，鼻塞声重，恶寒者是也；火者，有声痰少，面赤者是也；劳者，盗汗出，兼痰者，多作寒热；肺胀者（因火伤极，遂成郁遏胀满），动则喘满，气急息重；痰者，嗽动便有痰声，痰出嗽止。五者大概耳，亦当明其是否也。"

3. 辨证治疗

《金匮钩玄》论咳嗽的治法与方药：风寒者，须行痰开腠理，方用二陈汤加麻黄、杏仁、桔梗；咳嗽属火者，应降火、清金、化痰；劳嗽者，当用四物汤加竹沥、姜汁以补阴为主；肺胀而嗽者，用诃子、青黛、杏仁，佐以海蛤粉、香附、瓜蒌、青黛、半夏曲，因诃子能治肺气，取其味酸苦，有收敛降火之功；食积痰作嗽发热者，以半夏、南星为君，瓜蒌、萝卜子为臣，青黛、石碱为使；火郁嗽者，药用诃子、海石、瓜蒌、青黛、半夏、香附；咳嗽声嘶者，属血虚受热，用青黛、海蛤粉、蜜调服；久嗽风入肺，用鹅管石、雄黄、郁金、款冬花碾末和艾中，以生姜一片留舌上灸之，以烟入喉中为度；干咳嗽者难治。属火郁之证，为痰郁火邪在中，药用苦梗以开之，下用补阴降火，如果不效的话，可转成劳嗽，可用倒仓之法治之；嗽而胁痛者，宜疏肝气，用青皮等方，后可用二陈汤内加南星、香附、青黛、姜汁；另有火气浮于肺者，则不宜用凉药，而选用五味、五倍敛而降之；有痰因火逆上者，要先治火后治其痰；肺虚甚或肾虚者用参膏，并佐以生姜、陈皮；有痰者可加治痰药。同时，朱丹溪强调，治咳嗽多可选用生姜以取其发散之性；在明确其病因病机以后，可多用粟壳；阴分咳嗽当从阴虚论治；咳嗽伴有肺胀影响到睡眠的，证属难治。此外，朱丹溪还提出对咳嗽各种兼证的治法。如兼胁下痛者，宜疏肝气；干咳嗽系火郁之证，乃痰郁其火邪，治疗应用苦梗开之，下用补阴降火之剂；肺虚者，以人参膏、阿胶为主；阴不足者，以六味地黄丸为要药，或用知母茯苓汤为妙。对于肺痿的治疗，提出应分别其虚实寒热，养肺气，养血清金等。

朱丹溪还根据一年四时之气不同而辨证论治。如《丹溪心法》中说："春是春升之气，用清凉药，二陈加薄荷、荆芥之类。夏是火气炎上，最重，用芩、连。秋是湿热伤肺，冬是风寒外来，以药发散之后，用半夏逐痰，必不再来。"此外，还根据一日之中咳嗽的发作时间不同而辨证，指出："上半日多嗽者，此属胃中有火，用贝母、石膏降胃火。午后嗽多者，属阴虚，必用四物汤加炒柏、知母降火。黄昏嗽者，是火气浮于肺，不宜用凉药，宜五味子、五倍子敛而降之。五更嗽多者，此胃中有食积，至此时火气流入肺，以知母、地骨皮降肺火。"

4. 特殊治法及方剂

（1）治嗽烟筒

佛耳草、款冬花、鹅管石。上为末，用纸卷烧其烟熏之，或白汤调亦得。

（2）灸法

治嗽有痰，天突、肺俞二穴灸。治嗽泻火热，大泻肺气，三椎骨下横过各一寸半是穴。

（3）治嗽劫药

五味子半两，五倍子一钱，甘草二钱半，风化硝一钱，为末以蜜为丸，噙化之。

5. 医案举隅

案例1

丹溪治一人，年五十余，患咳嗽，恶风寒，胸痞满，口稍干，心微痛，脉浮紧而数，左大于右。盖表盛里虚，问其素嗜酒肉，有积，后因接内涉寒，冒雨忍饥，继以饱食酒肉而病。先以人参四钱、麻黄连根节一钱个，与三四帖，嗽止寒除；改用厚朴、枳实、青陈皮、瓜蒌、半夏为丸，与二十帖，参汤送下，痞除。(《名医类案·咳嗽》)

按语： 本患属表盛里虚之证，外有感风寒之咳嗽，内有宿积。朱丹溪先以麻黄治疗外感之风寒，后以厚朴、枳实等治疗积滞痞满，由此可见，朱丹溪临证时先考量证候之表里虚实，从而决定其用药的先后轻重之法。但在本案中，单从证候表现来看，并未见里虚之象，但朱丹溪选用了人参加麻黄以扶正解表，并阐明病机为"表盛里虚"。

案例2

一壮年，因劳倦不得睡，患嗽，痰如黄白脓，声不出。时春寒，医以小青龙四帖，觉喉中有血丝腥气逆上。两日后觉血腥渐多，有血一线，自口右边出，一茶匙遂止，昼夜十余次，脉弦大散弱，左为甚。此劳倦感寒，强以辛甘燥热之剂动其血，不治恐成肺痿。以参、芪、归、术、芍、陈、草、带节麻黄煎熟，入藕汁，二日而嗽止；乃去麻黄，又与四帖而血除；但脉散未收，少食倦甚，前药除藕汁，加黄芩、砂仁、半夏，半月而愈。(《名医类案·咳嗽》)

按语： 本案属于劳嗽，朱丹溪明确指出因劳倦而不得睡眠所发，且左脉弦大散弱，因过用"辛甘燥热之剂动其血"，因此在治疗中首重补虚，以参、芪、归、术为主，佐以麻黄开肺达表，藕汁止血散瘀；朱丹溪并不因咯吐黄白脓痰而过用寒凉，所以嗽止后立刻去掉麻黄以防升散太过；血止后因仍脉散、少食、倦怠等症而辨为肺热未除尽而脾胃虚弱，故血除之后加黄芩、砂仁、半夏以调理脾胃。纵观整个治疗过程，朱丹溪用药精准，反复考量，其思路和辨证选药值得借鉴。

案例 3

一人患干咳嗽，声哑。用人参、橘红各一钱半，白术二钱，半夏曲一钱，茯苓、桑白皮、天冬各七分，甘草、青皮各三分。五帖后，去青皮，加五味子二十粒，知母、地骨皮、瓜蒌仁、桔梗各五分作一帖，入姜煎。再加黄芩五分，仍与柏，二药昼夜间服。两月，声出而愈。（《名医类案·咳嗽》）

按语： 干咳乃火郁，声哑由血虚有热，该案颇能体现朱丹溪补阴降火之法。本案中，干咳声哑乃阴虚火热之象，《名医类案》原按说："先以六君子加天冬、青皮、桑皮，后配入养阴清火润肺之品，妙。"如此气血兼顾，阴阳并调。

（七）哮喘

哮喘以呼吸的气息喘急迫促为主要表现。哮以声息言，多突然发作，呼吸喘促，喉间痰鸣有声；喘以气息言，凡呼吸迫促困难，其则张口抬肩，鼻翼扇动，不得平卧。哮必兼喘，喘则不一定兼有声响，今虽分为两个病名，但仍可视哮为喘之一。朱丹溪列"哮喘"专篇，明确"哮"与"喘"之间的区别和联系，并且提出了"痰喘者，凡喘便有痰声"的鉴别要点，为后世医家区分哮与喘提供了参考，并最终由虞抟总结出"哮以声响言，喘以气息言"的著名论断。在治疗上，朱丹溪认为"治哮必用薄滋味，不可纯用凉药，必带表散"；"凡久喘，未发以扶正气为要，已发以攻邪为主"。这些治则治法，一直为后世医家所宗，可谓影响深远。

1. 病名

在宋代之前，未见"哮喘"这一病名，但有类似或相关记载（《金匮要略》有"上气"，《伤寒论》也有类似记载）。朱丹溪则总结前人之说，

正式以"哮喘"为独立病名，并设专篇论其诊治，如《金匮钩玄》分立
"哮""喘"两篇，《丹溪心法》有"哮喘"专篇，均分别从临床表现和治疗
上对哮与喘加以区分。

2. 病因病机

《丹溪心法》所论肺系病证中，都有从痰论治的考虑。就哮喘而言，朱
丹溪认为，在哮喘发作的病因病机中，痰饮因素位居首位，如《丹溪心
法·哮喘》曰："哮喘必用薄滋味，专主于痰，宜大吐。"一般来说，哮属于
实证，以痰饮致病为主；而久喘则属本虚标实之证，故缓解期以扶正气为
要，发作期以攻邪为主。《丹溪心法·喘》的"附录"中说："肺以清阳上
升之气，居五脏之上，通荣卫，合阴阳，升降往来，无过不及。六淫七情
之所感伤，饱食动作，脏气不和，呼吸之息，不得宣畅而为喘急。亦有脾
肾俱虚，体弱之人，皆能发喘。又或调摄失宜，为风寒暑湿邪气相干，则
肺气胀满，发而为喘。"明确指出正气之虚在脾肾，邪气之实则无论六淫七
情、饱食动作，只要导致脏气虚衰均可致喘。

喘为本虚标实之证。从本虚而论，有阴虚、气虚、胃虚；从标实而言，
有痰、气急、火炎上种种不同。《金匮钩玄》曰，"有阴虚者，自小腹下火
起而上者"，"有气虚短气而喘，有痰亦短气而喘"。其余诸喘，朱丹溪未予
明言。戴原礼有明确论述："有痰喘者，有气急喘者，有胃虚喘者，有火炎
上喘者。"同时，进一步解释说：痰喘，乍进乍退，喘便有痰声；气急喘，
呼吸急促而无痰声；火炎上喘，乍进乍退，得食则减，食已则喘，是由于
"胃中有实火，膈上有稠痰，得食入咽，坠下稠痰，喘即止，稍久，食已入
胃，反助其火痰再升上，喘反大作"。

3. 辨证治疗

朱丹溪在前人基础上，强调哮喘治疗求本为先的思想，如在《丹溪心
法》中指出："痰因火动，逆上作嗽者，先要先去病根，此乃收后药也。"又

因痰气皆能令人发喘，治疗之法当究其源，多次提及治疗哮喘要去根究源，并且灵活运用辨证论治的原则指导哮喘治疗。《丹溪治法心要》中，喘证的治疗法则是："凡久喘未发，以扶正气为要；已发，以攻邪为主；气短者，参、芪补之；火炎上者，降心火，清肺金；有痰者，降痰下气为主；阴火上逆者，补阴降火；有气虚短气而喘，有痰亦短气而喘；有阴虚自小腹下火起而上者。"指出久病气虚而发喘，宜阿胶、人参、五味子补之；新病气实而发喘者，宜桑白皮、苦葶苈泻之。朱丹溪将哮喘治疗分为久病与新病两个阶段，认为平时需固本扶正，多用补肺、健脾、益肾之药；新发时则需治标泻邪，多用清肺、泻肺、肃肺之品。《丹溪心法》论"喘"时，将此精辟总结为"未发以扶正气为主，既发以攻邪气为主"，成为后世治疗哮喘的总则。这一原则后由张景岳在《景岳全书》中继承与发扬，言"扶正气须辨阴阳，阴虚者补其阴，阳虚者补其阳；攻邪气须分微甚，或温或寒，或清其痰火"，从而作为哮喘临证辨治的准则。

朱丹溪治疗哮喘强调解表散邪。他认为本病因六淫七情、饱食动作、体弱等因素皆可发病，然而众多病因中又以外感六淫最为多见，故在提出治疗时"须常带表散"。其在《丹溪心法·哮喘》中指出"风寒暑湿邪气相干，则肺气胀满，发而为喘"，还详细阐述了外感致"哮"的机理，认为外感之邪直接影响宣降功能，会导致肺胀满不利，痰气交阻，塞滞气道，而发为哮鸣，因此在治疗上提出要"驱散之"，即：发则攻邪气先解其表，如立三拗汤治疗"感冒风邪，鼻塞声重，语音不出，咳嗽喘急"者；又立华盖散治疗"感寒而嗽，胸满声重"者；尚立九宝汤治疗"咳而身热发喘，恶寒"者，等等。以上治法均可体现朱丹溪或疏风解表，止咳平喘，或辛温解表，宣肺平喘，或调和营卫，宣降肺气之义。但无论哪一种治法，其核心所在都是解表，认为宣透外邪，使邪有出路，肺气得复而哮喘可平。

其次，强调实脾治本。朱丹溪认为哮喘与痰饮关系密切，皆因痰之为物，无处不到，留伏于肺则阻滞于气道，影响肺之宣肃；而"脾气虚，则痰易生而多"，则需健脾运脾以绝生痰之源。故《丹溪心法》治疗湿痰所致之哮喘，将治痰法、实脾土、燥脾湿作为基本法则。如："湿痰，用苍术、白术"；脾虚者，宜清中气以运痰降下，二陈汤加白术之类，或用二陈汤加苍术、黄芩。强调要活用苍术、白术、茯苓等健脾运脾之品，纵使"痰因火盛逆上者"，在使用"黄芩、石膏"等清热药时，也需加用白术以实脾治本消痰。由此可见，朱丹溪治疗哮喘重视健脾消痰。而对于"饮邪致喘"的治疗，朱丹溪遵循"病痰饮者，当以温药和之"的法则，提出"不用凉药"，例如他以小青龙汤温肺化饮治疗"水气发喘"。

再次，朱丹溪治疗哮喘强调顺气。这也跟朱丹溪认为哮喘之根本在于气机逆乱，气郁则痰滞，痰气交阻，肺失宣发肃降，肺气上逆有关，这与朱丹溪治痰的基本原则是一致的。《丹溪心法》指出："为善治痰者，不治痰而治气，气顺则一身之津液亦随气而顺矣。"因此在痰喘的治疗上，亦以调理气机为基本法则。如立分气紫苏饮治疗"气逆喘促，心下胀满"，立流气饮子治疗"气喘，咳嗽痰盛"，又立苏子降气丸治疗"气不升降，上盛下虚，痰涎壅盛"。以上治法的核心便是顺气，而为使后人更好地运用顺气化痰之法，朱丹溪还在喘证治疗中列举了瓜蒌、陈皮、枳实、香附、青皮等常用理气药物。

4. 方剂

（1）顺气化痰类

①分气紫苏饮

组成：五味、桑白皮、茯苓、甘草（炙）、草果、腹皮、陈皮、桔梗各等份，紫苏减半。

用法：上每服五钱，水二钟，姜三片，入盐少许煎，空心服。

主治：脾胃不和，气逆喘促。

②神秘汤

组成：陈皮、桔梗、紫苏、五味、人参等份。

用法：每服四钱，用水煎，食后服。

主治：上气喘急，不得卧。

③四磨汤

组成：人参、槟榔、沉香、台乌。

用法：上四味，各浓磨水取七分盏，煎三五沸，温服。

主治：七情郁结，上气喘急。

④苏子降气汤

组成：紫苏子（炒）、半夏（汤泡）各二钱半，前胡（去芦）、甘草（炙）、厚朴（去皮，姜制，炒）、陈皮（去白）各一钱，川当归（去芦）一钱半，肉桂（去粗皮，不见火）七分。

用法：上作一服，用水二盅，生姜三片，煎至一盅，不拘时服。

主治：气不升降，上盛下虚，痰涎壅盛，喘促短气，烦闷，胸膈噎塞，中脘不快，心腹胀满，咳嗽，痰涎留饮，停积不消，并皆治之。

（2）发散解表类

①三拗汤

组成：生甘草、麻黄（不去节）、杏仁（不去皮尖）各等份。

用法：上服五钱，水一钟半，姜五片，煎服。

主治：感冒风邪，鼻塞声重，语音不出，咳嗽喘急。

②华盖散

组成：苏子、陈皮、赤茯苓、桑白皮、麻黄各一两，甘草五钱，或加杏仁。

用法：上为末。每服二钱，水煎，食后服。

主治：感寒而嗽，胸满声重。

③九宝汤

组成：麻黄、薄荷、陈皮、肉桂、紫苏、杏仁、甘草、桑白皮、腹皮各等份。

用法：上㕮咀，姜葱煎服。

主治：咳而身热发喘，恶寒。

（3）温化痰饮类

①小青龙汤

组成：麻黄、芍药、甘草（炙）、肉桂、细辛、干姜（炮）各三两，半夏（炮七次）二两半，五味二两。

用法：上㕮咀。每三钱，煎七分，食后服。

主治：水气发喘尤捷。

②导痰汤

组成：法制硝（同莱菔水煮化，去卜，绵滤令结。入腊月，牛胆内风化秤五钱。或只风化硝亦可。又云一两），礞石（二两，捶碎，焰硝二两同入小砂罐内，瓦片盖之，铁线缚定，盐泥固济，晒干，火煅红，候冷取出）。

用法：上为末，神曲糊丸梧子大。每服三五十丸，白汤下。一方加苍术半两、滑石一两，看病冷热虚实作汤使。一本礞石、南星各一两，无枳实。

③千缗汤

组成：半夏（七个，泡制）每个作四片，皂角（去皮炙）一寸，甘草（炙）一寸。

用法：上㕮咀。作一服，生姜如指大煎。

主治：喘。

（4）敛肺平喘类

①《活人书》五味子汤

五味半两，人参、麦门冬、杏仁、陈皮、生姜各二钱半，枣三个。上咀。水煎。

②治喘劫药

以椒目研极细末，用一二钱，以生姜汤调下止之。气虚不用。又法：用萝卜子蒸熟为君，皂角烧灰，等份为末，以生姜汁炼蜜为丸，小豆子大。每服五七十丸，嚼化下之，效。

③治哮方

用鸡子略敲，壳损膜不损，浸于尿缸内三四日夜，取出，煮熟食之，效。盖鸡子能去风痰。本方至今在丹溪故乡义乌一带仍广泛流传，以鸡蛋浸入尿缸内，七日后取出，煮熟食之，可平喘治哮，对久咳、哮喘有效，并有明目益肾之功。

5. 医案举隅

案例1

一子二岁患痰喘，见其精神昏倦，病气深，决非外感，此胎毒也，盖其母孕时喜辛辣热物所致。勿与解利药，因处以人参、连翘、芎、连、生甘草、陈皮、芍药、木通煎，入竹沥，数日安。（《丹溪治法心要·喘》）

按语： 本案与朱丹溪儿科学术思想有关。朱丹溪认为，"儿之在胎，与母同体，得热则俱热，得寒则俱寒，病则俱病，安则俱安。母之饮食起居，尤当慎密"，故小儿患病与母体孕期状态密切相关。本案中强调"勿用解利药"，而主要以连翘、黄连、陈皮、竹沥等清热化痰为主，可供治疗幼儿哮喘之参考。

案例2

一妇人，六七个月痰嗽喘急不卧，专主肺。北柴胡一钱、麻黄二钱、

石膏二钱、桑白皮一钱、甘草半钱、黄芩一钱半，一汗而愈，后服五味子、甘草、桑皮、人参、黄芩。(《丹溪治法心要·喘》)

按语：上案提到"勿用解利"，而本案则认为"病位主要在肺"，故以"宣肺"为主。方中麻黄、桑白皮、石膏、黄芩皆属宣肺平喘之要药，以宣散为主；后又用人参、五味子等以收敛补虚，整个治疗过程先驱邪而后扶正。

案例 3

一男子年十四岁，哮十日则发一遍。此痰在上焦，不当汗泄，正当九、十月之交，宜温散。仍与小胃丹佐之，温散如麻黄、黄芩。每帖用一钱半，入姜汁研细末，以水盏半煎，去渣饮之。每夜临卧时，与小胃丹十二粒，津下之。(《续名医类案·哮》)

按语：朱丹溪认为本案属于"痰在上焦"，认为不应"汗泄"而当"温散"，可见其临证辨证之精准。以上三案，皆归功于他对于病情把握的精准。

案例 4

一人病喘不得卧，肺脉沉而涩。此外有风凉湿气，遏其内热不得舒。以黄芩、陈皮、木通各一钱五分，苏叶、麻黄、桂枝各一钱，黄连、干生姜各五分，甘草三分，煎服。数帖而愈。(《名医类案·喘》)

案例 5

一妇人六十八岁，恶寒发热，自四月来得痰嗽，眠卧不得，食少，心膈痛，口干，其嗽五更烦甚。以白术二钱，芍药三钱半，炒枳壳、麻黄各二钱，片芩一钱半，桔梗、苏梗叶各一钱，木通五分，炙甘草些少，五味二十粒，入竹沥。(《名医类案·喘》)

按语：《丹溪心法·哮喘》方有"治寒包热而喘"，药用半夏、枳壳、桔梗、黄芩、紫苏、麻黄、杏仁、甘草，天寒加桂枝。医案4、医案5用方属此方之化裁。

（八）疟疾

在朱丹溪之前，《黄帝内经》《金匮要略》等经典著作中，对于疟疾的论述已经较为详细。如《黄帝内经》中谓："夏伤于暑，秋伤于风，必有痎疟。"朱丹溪在此基础上指出，本病"痎疟，老疟也。以其隔两日一作，缠绵不休"。《格致余论》中有"痎疟论"，论及疟疾的病因为暑与风，治当汗解；"弱质得深病"，治疗不易。

1. 病因病机

朱丹溪在《金匮钩玄》中指出，此病与风、暑、食、痰有关，久治不愈则成老疟、疟母，并阐明此病属"弱质得深病，最难为药"。如《格致余论》曰："因见近年以来，五十岁以下之人多是怯弱者，况嗜欲纵恣，十倍于前。以弱质而得深病，最难为药。"又曰："或凉台水阁，阴木冷地，他人挥扇，泉水澡浴，汗不得泄，郁而成痰。其初感也，胃气尚强，全不自觉。至于再感，懵然无知；又复恣意饮食，过分劳动，竭力房事，胃气大伤，其病乃作。深根固蒂，宜其难愈。"

2. 临床表现

朱丹溪根据疟疾发作的时间规律，将其分为少阴疟、厥阴疟、太阴疟等不同类型。如《格致余论》"痎疟论"曰："夫三日一作，阴受病也。作于子、午、卯、酉日，少阴疟也；作于寅、申、巳、亥日，厥阴疟也；作于辰、戌、丑、未日，太阴疟也。"又曰："腑受病者浅，一日一作。间一日一作者，是胃气尚强，犹可与也。彼三日一作者，病已在脏矣，在脏者难治。以其外感犹可治也，而可用劫药以求速效乎？"《金匮钩玄》中也提到："三日一发者，受病一年。间发者，受病半年。一日一发者，受病一月。连二日发者，住一日者，气血俱受病。一日间一日者，补药带表。"

3. 辨证治疗

朱丹溪提出了治疗疟疾的总原则："疟得于暑，当以汗解。"同时指出：

"前贤具有治法，然皆峻剂，有非禀受性弱与居养所移者所宜用也。"朱丹溪认为：前人治疟的方剂多属峻剂，不太适合禀赋本弱之人；许叔微在治疗疟疾时，虽选用过参、芪等补剂，而又不曾深论，后学难于推测。故朱丹溪提出，一味使用常山、乌梅、砒丹等为劫痰之剂，"若误用之，轻病为重，重病必死"；并提出疟疾感邪已深，绝非发汗速效而能解，强调治疗疟疾不能速效。如《格致余论》曰："病者欲速愈，甘辛峻剂，医者欲急利，遽便将投。殊不知感风感暑，皆外邪也，当以汗解。所感既深，决非一二升汗可除。亦有胃气少回，已自得汗，不守禁忌，又复触冒，旧邪未去，新邪又感，展转沉滞，其病愈深。况来求治者，率皆轻试速效。劫病之药，胃气重伤，吾知其难免于祸矣。"而是应该"先以参、术、陈皮、芍药等补剂，辅以本经之药，唯其取汗。若得汗而体虚，又须重用补剂以助之"。朱丹溪认为本病治疗，春夏为易，秋冬为难，可以汗之难易来判断病之转归。如《格致余论》曰："若感病极深，虽有大汗，所感之邪，必自脏传出至腑，其发也必乱而失期，亦岂是佳兆？故治此病，春夏为易，秋冬为难，非有他也，以汗之难易为优劣也。"在护理调摄上，朱丹溪告诫说："淡饮食，省出外，避风就温，远去帷薄，谨密调养，无有不安。"

《金匮钩玄》中所载随症加减治疟选方思路：

①老疟：在脏用血药：川芎、抚芎、红花、当归，加苍术、白术、白芷、黄柏、甘草煎，露一宿，次早服之。

②久病疟：二陈汤加川芎、苍术、柴胡、葛根、白术，一补一发。

③疟而甚：可以参、芪、术、苓、连、栀子、川芎、苍术、半夏等治之。

④内伤夹外邪同发者，内必主痰，外必以汗解，二陈汤加常山、柴胡、黄芩、草果治之。

⑤疟母：用丸药消导，醋煮鳖甲为君，三棱、莪术、香附随证加减。

4. 方剂

（1）截疟青蒿丸

组成：青蒿一两，冬青叶二两，马鞭草二两，官桂二两。

用法：上三叶，皆晒干，秤为末，法丸如胡椒子大。每两作四服。于当发前一时服尽。

注意事项：暑风必当发汗。夏月多在风凉处歇，遂闭其汗，而不泄。因食者，从食上治。

（2）截疟常山饮

组成：穿山甲（炮）、草果、知母、槟榔、乌梅、甘草（炙）、常山。

用法：上咬咀。水酒一大碗，煎半碗，露一宿，临发日早服，得吐为顺。

随症加减：又有记载本方加半夏、柴胡，去穿山甲。如吐，加厚朴，又或加青皮、陈皮。

5. 医案举隅

案例1

前岁宪佥詹公，禀甚壮，形甚强，色甚苍，年近六十，二月得痎疟，召我视之。知其饫于醲肥者，告之曰：须远色食淡，调理浃月，得大汗乃安。公不悦。一人从旁曰：此易耳，数日可安。与劫药三五帖病退，旬日后又作，又与又退，绵延至冬，病犹未除，又来求治。予知其久得药，痰亦少，惟胃气未完，又天寒汗未透。遂以白术粥和丸与二斤，令其遇饥时且未食，取一二百丸以热汤下，只与白粥调养，尽此药，当大汗而安。已而果然。如此者甚多，但药略有加减，不必尽述。（《格致余论·痎疟论》

按语：本案病患属于过用常山、乌梅、砒丹等劫痰之剂，导致病势缠绵，其胃气有所损伤。但所幸其形盛体壮，禀赋素强，朱丹溪应用白术以培护脾胃之气，故邪退而正安。

案例 2

一富家子年壮病疟，自卯足寒，至酉分方热，至寅初乃休。一日一夜，止苏一时。因思必为接内感寒所致，问，云：九月暴寒，夜半有盗，急起不着中衣，当时足冷，十日后疟作。盖足阳明与冲脉合宗筋会于气街，入房太甚则足阳明与冲脉之气皆夺于所用，其寒乘虚而入，舍于二经；二经过胫会足跗上，于是二经之阳气益损，不能渗荣其经络，故病作卒不得休。因用参、术大补，附子行经，加散寒以取汗。数日不汗，病如前。因思足跗道远，药力难及，再以苍术、川芎等，桃枝煎汤，盛以高桶。扶坐浸足至膝，食顷，以前所服药饮之，汗出通身而愈。(《名医类案·疟》)

案例 3

予族叔形色俱实，痎疟又患痢，自恃强健能食，绝无忌惮。一日召我曰：我虽病，却健而能食，但苦汗出耳！汝能止此汗否？予曰：痎疟非汗出不能愈也。可虑者正在健与能食耳！此非痢也。胃热善消，脾病不化，食积与病势已甚矣。此时节择饮食以养胃气，省出入以避风寒，候汗透而安。叔曰：世俗谓无饱死痢，我今能食，何谓可虑？余曰：痢而能食者，知胃气未病也，故言不死，非谓恣食不节择者。不从所言，恣口大嚼，遇渴又多啖水果，如此者月余后，虽欲求治，不可著手矣。淹淹又月余而死。《内经》以骄恣不伦于理，为不治之病。信哉！(《格致余论·大病不守禁忌论》)

按语： 朱丹溪在《格致余论·大病不守禁忌论》中记载了本案，意在作为例证告诫人们病后应遵守禁忌，切不可任意妄为。对于本案，朱丹溪认为，疟疾后期应当谨慎饮食以养胃气，慎起居以避风寒，使汗透出而邪自安。

（九）痿证

《局方发挥》中论痿证曰："今世所谓风病，大率与诸痿证混同论治，良由《局方》多以治风之药通治诸痿也。古圣论风论痿，各有篇目，源流不同，治法亦异，不得不辨。"由此可见，朱丹溪对痿痹的论治很有见地。明代医家虞抟评价说："丹溪此论一出，扫尽千古之弊。""此论"即指朱丹溪将痹证从痿证中分离出来。朱丹溪独设痿证篇专论此证，弃痹证名而不用，而用痛风代替之，以区别于痹证，并对痿证的概念、病因、病机、治疗、方药、调养做了深入的阐述。这篇专论在当时乃至后世都产生了重要的影响。随即，《医学纲目》《赤水玄珠》《玉机微义》等书大段引用朱丹溪原文论痿证和痹证之别，并在各自书中设立了痿证专论。

1. 病因病机

《黄帝内经》认为，痿证的主要病机是"肺热叶焦"，因肺燥不能输精于五脏，五体失养。《素问·痿论》云："五脏因肺热叶焦，发为痿躄。"根据其病因、证候的不同，《黄帝内经》将痿证分为皮、脉、筋、肉、骨五痿，并分五脏以论治。后世医家虽有补充，但"肺热叶焦"仍是产生痿证的重要病机之一。朱丹溪在《局方发挥》中说："考诸痿论，肺热叶焦，五脏因而受之，发为痿躄。"进而指出："诸痿皆起于肺热，传入五脏，散为诸证。"对此，朱丹溪分析说："经曰：东方实，西方虚，泻南方，补北方，以此，因就生克言补泻，而大经大法不外于此。盖东方木，肝也；西方金，肺也；南方火，心也；北方水，肾也。五行之中，惟火有二，肾虽有两，水居其一，阳常有余，阴常不足。故经曰：一水不胜二火，理之必然。金，体燥而居上，主气，畏火者也。土，性湿而居中，主四肢，畏木者也。火性炎上，若嗜欲无节则水失所养，火寡于畏而侮所胜，肺金得火邪而热矣。木性刚急，肺受邪热则金失所养，木寡于畏而侮脾土，得木邪而伤矣。肺热则不能管摄一身，脾热则四肢不为用，而诸痿之病作矣。而肺热之所以成，缘于心火旺；心火之所以胜，缘于肾水之不足。"朱丹溪认为，五行之中唯火有二，肾虽有二，水居其一，所以一水不能胜二火，其本质是阳常有余而阴常不足。且人"嗜欲无节",多致"水失所养",肾水亏虚,水亏不能制火,则"火寡于畏而侮所胜,肺金得火邪而热矣"。由此可见,肾水不足是致痿之本。况肾主骨生髓,为元阴之本;肾水亏虚,精髓不足,肢体、筋骨、肌肉失于濡养,则痿弱无力,而成痿躄。又肾水不能制心火,心火上灼肺金,肺金受火制,"肺热叶焦"不能布送津液以润五脏,则四肢筋骨失养,痿弱不用。总之,朱丹溪将"肺热叶焦"作为痿证的重要病机,确立"泻南方,补北方"的治疗原则,奠定了该病的诊疗理论基础。

《丹溪心法》中,还进一步细分了痿证的病机有五:湿热、湿痰、气虚、血虚、瘀血等。同时阐述了五痿的病机和临床表现:"心气热,生脉痿,故胫纵不任地;肝气热,生筋痿,故宗筋弛纵;脾气热,生肉痿,故痹而不仁;肾气热,生骨痿,故足不任身。又曰:诸痿皆属于上,谓之上者,皆病之本在肺也。"文中再次强调痿证之病本在肺。

2. 临床表现

《局方发挥》所述痿证的临床表现为:"神魂恍惚,起便须人,手足不随,神志昏愦,瘫痪躄曳,手足筋衰,眩运倒仆,半身不遂,脚膝缓弱,四肢无力,颤掉拘挛,不语语涩,诸痿等证,悉皆治之。"

3. 辨证治疗

（1）不可作风治而用风药

《丹溪心法·痿证》指出,"痿证断不可作风治而用风药"。《丹溪治法心要》中也说:"专主养肺气,养血清金,不可作风治。"朱丹溪说:"《素问》痿有五等,诸痿皆起于肺,热入五脏,散为诸症,大抵只宜补养。若以外感风邪治之,宁免虚虚实实之祸乎?"说明其反对以外感风邪的治法来治疗痿证,强调根据痿证之湿热、湿痰、气虚、血虚、瘀血病机,而分别选方治疗。

（2）治宜"泻南方，补北方"

在《黄帝内经》及前人论治痿证的基础上，朱丹溪提出"泻南方、补北方"的治疗原则，即泻南方之火热，补北方之阴水之义，此对痿证的临床诊疗具有重要的指导意义。《丹溪治法心要》中说："泻南方肺金清，而东方不实，何脾伤之有？补北方则心火降，而西方不虚，何肺伤之有？故阳明实，则宗筋润，能束骨而利机关矣。治痿之法无出于此。"简言之，即采用滋阴清热之法，达到除肺热、补肝肾、实脾胃的目的，并创制了虎潜丸等治痿证名方。就"泻南补北"而言，由于肾水不足是致痿之本，故朱丹溪又把"泻南补北"的重点放在"补北方之水"上，而且泻南方之火非独心君之火，补北方之水虽主在肾水亦兼顾他脏。此治疗原则体现其"阳常有余，阴常不足"的思想，同时也切合痿证的病机，是对《黄帝内经》"治痿独取阳明"的延伸，也是在《黄帝内经》五脏分治常法基础上的重大突破。从痿证的现代分型来看，朱丹溪提出"泻南补北"的治痿原则，主要针对肝肾亏损致痿，同时也兼顾了"脾伤"致痿及"肺热"致痿。

（3）根据不同病因辨证论治

朱丹溪提出的"泻南方，补北方"的治痿原则，临床主要用于肝肾亏损型痿证，一来此型临床较为常见，二来各种痿证无论肺热津伤、湿热浸淫、脾胃亏虚，久则无不伤及肾元，必然导致肝肾亏虚而转为肝肾亏虚之证。因此，朱丹溪提出的"泻南方，补北方"治疗原则是符合临床实际的。然而，由于导致肢体痿软的病因病机十分复杂，故《丹溪治法心要·痿》中还论述了湿热、湿痰、气虚、血虚、瘀血等不同证候的治疗。其曰："东垣取黄柏为君，黄芪等补药为辅佐，而无一定之方。有兼痰积者，有湿多者，有热多者，有湿热相半者，有挟寒（一作"气"）者，临病制方。其善于治痿乎，虽然药中肯綮矣，若将理失宜，圣医不治也。"其中，湿热痿证，用东垣健步丸加燥湿降阴火的苍术、黄芩、黄柏、牛膝等治疗；湿痰痿证，用二陈汤加苍术、白术、黄芩、黄柏、竹沥、姜汁；气虚，选用四君子汤加黄芩、黄柏、苍术等治疗；痿证属于血虚者，用四物汤加黄柏、苍术，煎送补阴丸治疗；亦有食积死血妨碍不得下降者，一般属热，用参术四物汤、黄柏等治疗。《丹溪治法心要》还补充说："壮人痿，凉膈散；老人并虚人痿，八味丸。"此外，大补丸去肾经火，燥下焦湿，治筋骨软；气虚用补气药，血虚可用补血药，并不单用；另可用补肾丸、虎潜丸皆治痿，服法与大补丸同；并强调"黄柏、苍术，治痿之要药"。

在摄养调护方面，朱丹溪在重视养阴泻火的同时，还十分重视治疗过程中的调摄。如《丹溪治法心要》中说："但患痿之人，若不淡泊食味，吾知其必不安全也。"提出忌燥热、淡厚味、慎欲事的调摄原则，可资临床调治时参考。

4. 方剂

（1）虎潜丸（一名补阴丸）

组成：黄柏（酒炒）半斤，龟板（酒炙）四两，知母（酒炒）二两，熟地黄、陈皮、白芍各二两，锁阳一两半，虎骨（炙）一两，干姜半两。

用法：上为末，酒糊丸，或粥丸。一方加金箔一片，一方用生地黄。懒言语者，加山药。加炒黄柏、酒知母、炙龟板各等份，干姜三分之一，酒糊丸，名补血丸。一方无干姜。冬月方，加有当归一两半，熟地黄比前多一两，余同。

主治：治痿与补肾丸同。亦治阴分精血虚损。

组方分析：虎，阴也。潜，藏也。本方之功在于封藏精血，故名虎潜。朱丹溪认为，"人之一身，阳常有余，阴常不足"。故本方以龟板、熟地黄、白芍、锁阳、虎骨等滋补肝肾，填精补髓，强壮筋骨，以补北方之水；以黄柏、知母滋阴清热，泻南方之火；陈皮所以行滞，也可调脾理胃，在方中可防止龟板、熟地黄等滋腻碍胃。世医多有强调"治痿独取阳明"者，

而忽视"泻南方，补北方"的治痿原则，殊不知朱丹溪"泻南补北"正是
对"治痿独取阳明"的补充。

（2）补肾丸

组成：干姜二钱，黄柏（炒）、龟板（酒炙）一两半，牛膝一两，陈皮
半两。

用法：上为末，姜汁和丸，或酒糊丸。每服七十丸，白汤下。

主治：治痿厥之重者，汤使与大补丸同。此冬令之正药，春夏去干姜。

（3）健步丸（李东垣方）

组成：防己（酒洗）一两，羌活、柴胡、滑石（炒）、甘草（炙）、瓜
蒌（酒洗）各半两，泽泻、防风各三钱，苦参（酒洗）、川乌各一钱，肉桂
五分。

用法：上为末，酒糊为丸，梧桐子大。每服七十丸，葱白煎愈风汤下。

（4）清燥汤

组成：黄芪一钱五分，苍术一钱，白术、橘皮、泽泻各半钱，人参、
白茯苓、升麻各三分，麦门冬、归身、生地黄、曲末、猪苓各二分，酒柏、
柴胡、黄连各一分，五味子九个，甘草（炙）二分。

用法：上每服半两，水煎，空心服。

主治：治湿热成痿，以燥金受湿热之邪，是绝寒水生化之源，源绝则
肾亏，痿厥之病大作，腰以下痿软瘫痪不能动。

（5）治阳痿方

组成：知母、黄柏（以上各炒）一两，枸杞一两，牛膝（酒浸）一两，
杜仲（姜炒）一两，人参一两，山药一两，龟板、虎骨（以上炙）一两，
续断（酒洗）一两，锁阳二两，当归二两，菟丝子、五味子、陈皮以上各
五钱，白术一两。一方有苁蓉二两，去白术、陈皮。

用法：上末之，糊丸。

5. 医案举隅

案例1

一人年二十余，前阴玉茎挺长肿而痿，皮塌常润，磨股不能行，两胁气上，手足倦弱。先以小柴胡大剂加黄连行其湿热，次略与黄柏降其逆上之气，其肿收减及半，但茎中有一块硬未消，遂以青皮一味为君，少加散气（一作"散风"）之剂，未服，外以丝瓜汁调五倍末，敷之而愈。（《丹溪治法心要·痿证》）

案例2

东阳吴子，年方五十，形肥味厚，且多忧怒，脉常沉涩，自春来痰气病，医认为虚寒，率与燥热香窜之剂。至四月两足弱，气上冲，饮食减，召予治之。予曰：此热郁而脾虚，痿厥之证作矣。形肥而脉沉，未是死证，但药邪太盛，当此火旺，实难求生。且与竹沥下白术膏，尽二斤，气降食进。一月后，大汗而死。（《格致余论·涩脉论》）

按语： 朱丹溪强调补养，反对燥热。盖香燥温热之品性属于阳，易助亢奋之火，与痿证机相悖逆，故忌使用。朱丹溪还提出勿将痿证作为外感风邪从风论治。其曾反问说："若以外感风邪治之，宁免实实虚虚之祸乎？"如将痿证混同为外感风邪，热必用燥热之品，难免加重阴虚热盛之病机。

（十）泄泻

朱丹溪在《金匮钩玄》中论及"泄泻从湿治有多法"，有"泄泻""脾泄"两个篇目；在《局方发挥》中论及"气及脾胃""痢疾"等，详细讨论了泄泻的病因病机、分类论治、方剂药物等。他虽主张水湿致泻，但反对紧涩燥热，临床将泄泻分为湿、气虚、火、痰、食积五型，辨证论治，同时注重顾护正气，这对于泄泻的认识和诊疗经验有独到之处。

1. 病因病机

朱丹溪认为，泄泻之根本是由于内伤或外感而导致脾湿，湿邪并入大肠而致。《金匮钩玄·附录·泄泻从湿治有多法》曰："泄泻者，水泻所为也。由湿本土，土乃脾胃之气也。得此证者，或因于内伤，或感于外邪，皆能动乎脾湿。脾病则升举之气下陷，湿变注并出大肠之道，以胃与大肠同乎阳明一经也。"朱丹溪认为，泄泻可分外感与内伤两端。《丹溪心法·泄泻》说："泄泻，有湿、火、气虚、痰积四种。"戴原礼补充说："凡泻水，腹不痛者，是湿；饮食入胃不住，或完谷不化者，是气虚；腹痛泻水肠鸣，痛一阵泻一阵，是火；或泻时或不泻，或多或少，是痰；腹痛甚而泻，泻后痛减者，是食积。"以上所论泄泻的各种证候及病机特点可资参考。

2. 临床表现

《金匮钩玄·附录·泄泻从湿治有多法》中，记载了不同类型泄泻的临床特征。其曰："夫泄有五。飧泄者，水谷不化而完出，湿兼风也。溏泄者，所下汁积粘垢，湿兼热也。鹜泄者，所下澄澈清冷，小便清白，湿兼寒也。濡泄者，体重软弱，泄下多水，湿自甚也。滑泄者，久下不能禁固，湿胜气脱也。"此可资临证参考。

3. 辨证治疗

（1）治疗原则

《金匮钩玄》中，强调泄泻既然由"湿"而来，因此治疗泄泻即是治"湿"。朱丹溪进一步指出："治湿不利小便，非其治也。故凡泄泻之药，多用淡渗之剂利之。下久不止，不分所得之因，遽以为寒，而用紧涩热药兜之。"阐明了本病的治疗原则，即普通泄泻用淡渗之剂以利之，久泻久痢者用紧涩热药以兜之。

（2）辨证治疗

在泄泻的诊治方面，朱丹溪认为："若此有寒热虚实之不同，举治不可执一而言。"同时，总结了前人诊治泄泻的诸多经验，其中也多有值得借鉴之处。如关于刘完素以汗法治疗泄泻，其曰："夫泄有宜汗解者。经言春伤于风，夏必飧泄。又云：久风为飧泄，若保命集云，用苍术、麻黄、防风之属是也。"又如关于张仲景之用下法治疗泄泻，其曰："有宜下而保安者。若长沙言，下痢脉滑而数者，有宿食也，当下之。"还提到下利者复发，为下之未尽，当更下之，用大承气汤加减。关于李东垣之用补养脾胃之法，其曰："有以补养而愈者，若《脾胃论》言脉弦、气弱、自汗、四肢发热、大便泄泻，从黄芪建中汤。"关于张洁古之用调和脾湿之法治疗泄泻，其曰："有宜调和脾湿而得止者，若洁古言曰：四肢懒倦，小便不利，大便走泄，沉困，饮食减少，以白术、芍药、茯苓加减治之。"此外，更举《格致余论》用吐法治疗久积泄泻之例，提示诸法均应审时度势，辨证选用。总之，在朱丹溪的著作中，泄泻之诊治理论已非常丰富。

《丹溪心法·泄泻》附录中详细描述了泄泻的临床表现和辨证治疗。如：症见寒气在腹，攻刺作痛，洞下清水，腹内雷鸣，米饮不化者，属于寒泻，可与理中汤、大已寒丸或附子桂香丸治疗，如畏食者可予八味汤；症见粪巴赤黄，肛门焦痛，粪出谷道犹如汤浇，烦渴，小便不利，属于热泻，治疗可与五苓散合香连丸；若坐卧湿处或梅雨久阴，则湿气伤脾，土不克水，多属于湿泻，治疗宜除湿汤合戊己丸，佐以胃苓汤，重者术附汤；伤食泻，主要由于饮食过多损伤脾气，遂成泄泻，表现为其人必噫气，如败卵臭，宜治中汤加砂仁半钱，或吞感应丸尤当；若因伤于酒之泄泻，每晨起必泻者，宜理中汤加干葛，或吞酒煮黄连丸；伤面而泻者，养胃汤加萝卜子（炒研，破）一钱；痛者，更加木香半钱；泻甚者，去藿香，加炮姜半钱。以上所述，为泄泻之实证。

因虚而致泻者，有禄食泻，乃因脾气久虚，不受饮食所致，表现为食毕即肠鸣腹急，尽下食物，才方宽快，不食则无事，经年不愈，治宜快脾丸三五粒。有脾肾泻，每日五更初洞泻，服止泻药无效。可用米饮下五味丸，或专以五味子煎饮，或分水饮下二神丸及椒朴丸，或平胃散下小茴香丸；如病久而重，其人虚甚，宜椒附汤；还有因中暑热而泻者，宜胃芩汤或五苓散，可加少许车前子末。

4. 方剂

（1）痛泻要方

组成：炒白术三两，炒芍药二两，炒陈皮两半，防风一两。

用法：久泻，加升麻六钱。上锉。分八帖，水煎或丸服。

主治：脾虚肝旺之泄泻。

（2）止泻方姜曲丸

组成：隔年陈麦面作曲（炒）二两（又作"一两"），茴香五钱，生姜二两（又作"一两"）。

用法：上炒白术，炒曲，炒芍药，或丸，或散，或汤，作丸妙。每服五七钱，白汤下。

（3）止泻方

组成：肉豆蔻五钱，滑石一两二钱（春冬），半夏二两半（秋二两）。

（4）清六丸

组成：六一散一料，红曲（炒）半两（又作"二两半"）。

主治：去三焦湿热，治泄泻多与清化丸同用。兼治产后腹痛或自利者。能补脾补血，亦治血痢。

用法：上为末，饭丸梧子大。每五七十丸，白汤下。

5. 医案举隅

案例1

一老人奉养太过，饮食伤脾，常常泄泻，亦是脾泄。方用：黄芩（炒）半两，白术（炒）二两，白芍（酒拌炒）、半夏（泡）各一两，神曲（炒）、山楂（炒）各一两半。上为末，青荷叶包饭烧熟，研丸如梧子大，食前白

汤下。(《丹溪心法·泄泻》)

按语：本案病患系伤食泻，本虚而标实。朱丹溪以神曲、山楂等消食导滞，以白术、半夏等燥湿健脾。方中白术、白芍共用，有痛泻要方之用意。其中，白术补脾，白芍柔肝缓急，二者相配，土中泻木，共奏补脾柔肝之功。

案例2

一老人年七十，面白，脉弦数，独胃脉沉滑，因饮白酒作痢，下血淡脓水，腹痛，小便不利，里急后重。参、术为君，甘草、滑石、槟榔、木香、苍术为佐，下保和丸二十五丸。第二日前证俱减，独小便不利，以益元散与之，安。(《丹溪心法·泄泻》)

按语：《丹溪心法》中有关于饮酒作泻的论述，认为可用"理中汤加干葛，或吞酒煮黄连丸"治疗，然本例患者又有"下血淡脓水，腹痛，小便不利，里急后重"等症，故在理中丸中去掉了辛热之干姜，而加入了理气止痛之槟榔、木香之品，又加滑石、苍术等燥湿之品，共奏清热止泻、燥湿健脾之功。

案例3

一妇人产后泄泻不禁，用人参五钱、白术七钱、附子一钱半，二服而愈。(《丹溪治法心要》)

按语：妇人产后泄泻不止，是为气虚不足。本案中朱丹溪所用之方有"附子理中"之意，所谓"产后宜温"，并大补元气以健脾，则病自愈。

案例4

一人患泄泻，四肢强直，昏不知人，呼不回顾，四君子汤加木香、附子、干姜、乌药，服之愈。(《丹溪治法心要》)

案例5

一人患泄泻，手足如冰，身如火，四君子加附子、干姜、芍药、泽泻，

六帖愈。(《丹溪治法心要》)

按语：本案患者，虽泄泻而"手足如冰，身如火"，是阳气郁闭于内，不达四末之故。故朱丹溪在用四君子健脾益气的同时，用附子、干姜等通达阳气于外，更以芍药酸甘化阴，以求阴阳平衡，气机通畅，则泄泻自止。

案例6

夏月患泄，百方不效，视之，久病而神亦瘁，小便少而赤，脉滑而颇弦，格闷食减。因悟此久积所为，积湿成痰留于肺中，宜大肠之不固也。清其源则流自清。以茱萸等作汤，温服一碗许，探喉中，一吐痰半升，如利减半，次早晨饮，吐半升而利止。(《金匮钩玄·泄泻从湿治有多法》)

按语：此案在泄泻治疗中比较独特，病患久泻不愈，一派虚损之象，但脉象滑而颇弦。朱丹溪认为，这是由于"积湿成痰留于肺中"，导致大肠不固所致，应用吐法而见功。朱丹溪善用吐法、善治痰之为病，于此可见一斑。

（十一）诸痛证

1. 头痛

（1）病因病机

朱丹溪主张，头痛按经络辨证治疗。其在《伤寒论》三阳头痛和厥阴头痛同病异治的基础上，秉承李东垣之说，指出六经皆有头痛，并多从痰火论治头痛。如《金匮钩玄》曰："头风有痰者多，头痛多主于痰。头痛甚者火多，眉棱痛风热痰。"《丹溪心法》曰："头风属痰者多，有热，有风，有血虚。"《丹溪治法心要》曰："多主于痰，痛甚者火多。"除痰热外，还提出风寒头痛、血虚头痛、气虚头痛、痰厥头痛等证候，对后世医家治疗头痛颇有启发。

（2）辨证治疗

①诊法：朱丹溪在《脉因证治》中介绍了头痛的脉证特点："寸脉紧急

或短，皆曰头痛。又浮而滑为风痰，主头目痛，脉反短涩者死。又卒然无所见者死。脑痛，脉缓大者死。太阳头痛，脉浮紧，恶风寒；少阳头痛，脉弦细，有寒热；阳明头痛，脉浮缓长，自汗；太阴头痛，脉沉缓，必有痰；厥阴头痛，脉浮缓为冷厥；少阴头痛，脉沉细为寒厥。左属风，右属痰。"

②辨证治疗：朱丹溪对头痛的治疗，基于"六经皆有头痛"的观点，或从痰、风寒、血虚等内伤角度辨治，同时参考人的体质禀赋、是否伴有其他疾病、头痛的不同部位等，选择相应的方药。《丹溪心法》根据六经头痛的辨证要点提出："顶颠痛须用藁本，去川芎。且如太阳头痛，恶风，脉浮紧，川芎、羌活、独活、麻黄之类为主；少阳头痛，脉弦细，往来寒热，柴胡为主；阳明头痛，自汗，发热恶寒，脉浮缓长实，升麻、葛根、石膏、白芷为主；太阴头痛，必有痰，体重或腹痛，脉沉缓，以苍术、半夏、南星为主；少阴头痛，足寒气逆，为寒厥，其脉沉细，麻黄、附子、细辛为主；厥阴头痛，或吐痰沫，厥冷，其脉浮缓，以吴茱萸汤主之。"此外，基于内伤杂病辨证，选用清痰、降火、补虚等法，对不同类型的头痛，有可吐者，有不可吐者，有可下者。《丹溪治法心要》曰："痰热当清痰降火。风寒外邪者，当解散。血虚头痛，自鱼尾上攻头目者，必用芎归汤。气虚头痛、痰厥头痛，或眩运、脉弱、少食，挟内伤病者，半夏白术天麻汤。头旋眼黑头疼，阴虚挟火，安神汤。头痛如破，酒炒大黄半两为末，茶调。头疼连眼，此风热上攻，须白芷开之。"《金匮钩玄》曰："头风左属风，右属痰；血虚头痛，自鱼尾上攻头痛。"同时，朱丹溪还提倡结合人之体质禀赋治疗头痛。如《丹溪心法》曰："如肥人头痛，是湿痰，宜半夏、苍术；如瘦人，是热，宜酒制黄芩、防风……如形瘦苍黑之人头痛，乃是血虚，宜当归、用芎、酒黄芩。"根据伴有的疾病或头痛部位来辨治不同头痛，如："感冒头痛，宜防风、羌活、藁本、白芷；如气虚头

痛，宜黄芪酒洗、生地黄、南星、秘藏安神汤；如风热在上头痛，宜天麻、蔓荆子、台芎、酒制黄芩；如苦头痛，用细辛；如顶颠痛，宜藁本、防风、柴胡。东垣云：顶颠痛须用藁本，去川芎。"以上所述，均为头痛辨证论治之要点。

（3）引经药及方剂

朱丹溪在《丹溪心法·头痛》附录中列出治疗头痛的引经药如下："太阳川芎，阳明白芷，少阳柴胡，太阴苍术，少阴细辛，厥阴吴茱萸。"

方剂如下：

①清空膏

组成：川芎五钱，柴胡七钱，黄连（酒炒）、防风、羌活各一两，炙甘草一两五钱，细挺子黄芩（去皮，一半酒制，一半炒）三两。

用法：上为末，每服二钱，热盏内入茶少许，汤调如膏。抹在口内，临卧少用白汤送下。

主治：偏正头痛，年深不愈者。又治风湿热，头上壅，及脑痛，除血虚头痛不治。

加减：如苦头痛，每服加细辛二分；痰厥头痛，脉缓，减羌活、防风、川芎、甘草，加半夏一两五钱；如偏正头痛，服之不愈，减羌活、防风、川芎一半，加柴胡一倍；如发热、恶热而渴，此阳明头痛，只与白虎汤，加白芷。

②安神汤

组成：生甘草、炙甘草各二钱，防风二钱五分，柴胡、升麻、酒生地黄、酒知母各五钱，酒柏、羌活各一两，黄芪二两。

用法：上锉，每服五钱，水煎。加蔓荆子五分、川芎三分，再煎临卧热服。

主治：头痛，头旋眼黑。

③彻清膏

组成：蔓荆子、细辛各一分，薄荷叶、川芎各三分，生甘草、炙甘草各五分，藁本一钱。

用法：上为末。茶清调下二钱。

④顺气和中汤

组成：黄芪一钱半，人参一钱，甘草（炙）七分，白术、陈皮、当归、芍药各五分，升麻、柴胡各三分，细辛、蔓荆子、川芎各二分。

用法：上作一服，水煎。食后服。

主治：气虚头痛。此药升阳补气，头痛自愈。

⑤不卧散

组成：猪牙皂角一钱，玄胡、青黛（些少）。

用法：上为末，吹鼻中取涎。

主治：治头痛。

⑥半夏白术天麻汤

组成：黄柏（二分酒洗），干姜三分，泽泻、白茯苓、天麻、黄芪、人参、苍术各五分，炒神曲、白术各一钱，麦芽、半夏（汤洗）、陈皮各一钱半。

用法：上每服五钱，水煎热服。

主治：治脾胃证，已经服疏风丸，下二三次，元证不瘳，增以吐逆，痰唾稠黏，眼黑头旋，目不敢开，头苦痛如裂，四肢厥冷，不得安卧。

⑦小清空膏

治少阳头痛，并偏头痛，或痛在太阳经者，片黄芩酒浸透，晒干为末，或酒或茶清下。

⑧《丹溪心法》一方

组成：雨前茶、川芎、白芷、防风、藁本、细辛、当归。

主治：治头痛连眼痛，此风痰上攻，须用白芷开之。

（4）医案举隅

案例1

一人头疼，有风痰、热痰，酒芩、连翘、南星、川芎、荆芥、防风、甘草。夫用芎带芩者，芎一升而芩便降，头痛非芎不开，荆芥清凉之剂，头痛用川芎，脑痛用台芎。（《丹溪治法心要·头痛》）

案例2

一人形实而瘦，有痰头疼，黄芩、黄连、山栀、贝母、瓜蒌、南星、香附。（《丹溪治法心要·头痛》）

案例3

一人筋稍露，体稍长，本虚又作劳，头疼甚，脉弦而数。以人参为君，川芎、陈皮为佐治之，六日未减，更两日当自安，忽自言病退，脉之，似稍充，又半日膈满其腹。文已隐询之，乃弟自于前方加黄芪已三帖矣，遂以二陈汤加厚朴、枳壳、黄连泻其卫，三帖而安。（《丹溪治法心要·头痛》）

按语： 此三案体现了朱丹溪治疗头痛的特点：首先明确川芎乃治疗头痛之要药；其次，黄芩与川芎搭配，一升一降则头痛自安；再者，分清其虚实，实则多从痰入手，虚则注重顾护其正气，扶正祛邪。

案例4

朱丹溪治一人因浴冷水，发热头痛，脉紧。此有寒湿也，宜温药汗之。苍术、麻黄、干葛、甘草、陈皮、川芎，二剂。得汗后知病退，又与下补药：陈皮、川芎、干葛、白术、苍术、人参、木通、甘草，四剂，姜水煎服。（《续名医类案·头》）

案例5

妇人头痛发热而渴，白术、陈皮、川芎、干葛、木通、甘草，水服温服。（《续名医类案·头》）

按语： 以上两案，头痛均伴有发热，说明均为外感头痛，方用辛散之药发汗以祛邪外出，则头痛得解。其中，前案"因浴冷水"，为外感寒湿，故方中加苍术以祛寒湿，后以参、术等扶正。

2. 眉眶痛

临床上一般认为眉棱骨痛是阳明经受邪，朱丹溪则将其归结为风痰论治，并认为眼为肝所主，是因肝虚而痛。《丹溪心法》曰："眉眶痛，属风热与痰。作风痰治，类痛风。"方用黄芩（酒浸，炒）、白芷（一本作"白术"），上为末，茶清调二钱治疗。《金匮钩玄》曰："眉棱骨，作风痰治类痛风。白术，《丹溪心法》作白芷，酒黄芩末，茶调服。"《金匮钩玄》又将眼眶痛归结为肝虚和风痰为患，用生熟地黄丸或导痰汤来治疗。《丹溪心法》曰："痛有二证，眼属肝，有肝虚而痛。才见光明，则眶骨痛甚，宜生熟地黄丸。又有眉棱骨痛，眼不可开，昼静夜剧，宜导痰汤，或芎辛汤入芽茶，或二陈汤，吞青州白丸子，良。"

其常用方剂如下。

（1）生熟地黄丸

组成：生地黄、熟地黄各一两，玄参、金钗石斛各一两。

用法：上为末，蜜丸。

（2）导痰汤

组成：法制硝（同莱菔水煮化，去卜，绵滤令结。入腊月，牛胆内风化秤五钱。或只风化硝亦可。又云一两），礞石（二两，捶碎，焰硝二两同入小砂罐内，瓦片盖之铁线缚定，盐泥固济，晒干，火煅红，候冷取出）。

用法：上为末，神曲糊丸梧子大。每服三五十丸，白汤下。一方加苍术半两、滑石一两，看病冷热虚实作汤使。一本礞石、南星各一两，无枳实。

（3）芎辛汤

组成：附子（生，去皮脐）、乌头（生）、天南星、干姜、甘草（炙）、川芎、细辛各等份。

用法：上锉。每服四钱，姜五片，芽茶少许，煎服。

3. 胁痛

朱丹溪认为，胁痛多由肝火盛、瘀血或痰流注所致，临证当明辨其病因，随证治之。《丹溪心法》曰："木气实，用苍术、川芎、青皮、当归之类；痛甚者，肝火盛，以当归龙荟丸，姜汁下，是泻火之要药；死血，用桃仁、红花、川芎；痰流注，以二陈汤加南星、苍术、川芎。"强调本病应选用辛散之药，主用抚芎、川芎、苍术等。如有血病，入血药中行血。各种兼证的治疗如下：如咳嗽胁痛，以二陈汤加南星、香附、青皮、青黛，入姜汁；如胁痛有瘀血，行气药中加桃仁、香附。朱丹溪认为胁痛多有郁滞，应用左金丸以治肝火，指出"左金丸治肝火，有气郁而胸胁痛者，看其脉沉涩，当作郁治"。此外，可选用龙荟丸、控涎丹、推气散或小柴胡汤等治之。左金丸乃朱丹溪所创治疗肝胃郁热之胁痛的名方，后世《成方切用》曾评论本方配伍之精妙，其曰："肝实则作痛，心者肝之子，实则泻其子，故用黄连泻心清火为君，使火不克金，金能制木，则肝平矣。吴茱辛热，能入厥阴，行气解郁，又能引热下行，故以为反佐。一寒一热，寒者正治，热者从治（以热治热，从其性而治之，亦曰反治），故能相济以立功也。肝居于左，肺居于右。左金者，谓使金令得行于左而平肝也。"

其常用方剂如下。

（1）小龙荟丸

组成：当归、草龙胆（酒洗）、山栀（炒）、黄连（炒）、川芎各半两，大黄（煨）半两，芦荟三钱，木香一钱。一方有黄芩、柴胡各半两，无大黄、木香。一方有甘草、柴胡、青皮，无当归、栀子。

用法：上为末，入麝香少许，粥糊丸如绿豆大。每服五十丸，姜汤下。仍以琥珀膏贴痛处。

主治：治有积，因饮食大饱，劳力行房胁痛。

（2）当归龙荟丸

组成：草龙胆、当归、大栀子、黄连、黄芩各一两，大黄、芦荟各半两，木香一钱半，黄柏一两，麝香半钱。

用法：先以琥珀膏贴痛处，却以生姜汁吞此丸。痛甚者，须炒令热服。上十味为末，面糊丸。一方，加柴胡、川芎各半两。又方，加青黛半两。

主治：治内有湿热，两胁痛。蜜丸治胁痛，曲丸降肝火。

（3）左金丸

组成：黄连（炒）六两，吴茱萸（汤泡）一两。

用法：二共为末作丸。

主治：肝脏火实，左胁作痛者，此方主之。

（4）抑青丸

组成：黄连（半斤）。

用法：上为末，蒸饼糊丸服。

功效：泻肝火。

（5）推气散

组成：枳壳、桂心、片子姜黄各半两（一本作"僵蚕"），甘草（炙）一钱半。

用法：上为末。每服二钱，姜枣汤调下，酒亦可。

主治：治右胁疼痛，胀满不食。

（6）枳芎散

组成：枳实（炒）、川芎各半两，粉草（炙）一钱半。

用法：上为末。每服二钱，姜枣汤下，酒亦可。

主治：治左胁痛刺不可忍者。

4. 心脾痛

（1）病名

朱丹溪不仅注重对病名的阐释，而且能识别一些病证的实质。例如，他指出"恶心"的病位在胃，且明确指出，前人所谓"心痛"实际上指的是胃脘痛。如《丹溪心法·心脾痛》篇首即曰："心痛即胃脘痛，虽日数多不吃食，不死。"并对心痛之证治进行了详细的论述。朱丹溪认为，其病以中焦脾胃病变为主。"脾病者，食则呕吐，腹胀善噫。胃脘痛，心下急。胃病者，腹胀，胃脘当心而痛，上支两胁，膈咽不通，食饮不下。"

（2）病因病机

有关胃痛（心脾痛）的病因，认为固然有因劳役太甚、饮食失节、中气不足或寒邪乘虚而入客之所致，亦有病久，郁而生热，或素有热，虚热相搏，结郁于胃脘而痛者，或有食积痰饮，或气与食相郁不散，停结胃口而痛。

（3）辨证治疗

朱丹溪强调论治胃脘痛，主要从"气、血、痰、瘀"四方面着手，见解独到。其从痰瘀论治，实开后世之先河。在治疗上，朱丹溪将胃痛具体分作寒、热、气、湿、痰积、死血、虚、虫八个类型进行辨治。如《金匮钩玄》曰："心痛，初得之时，当用温散或温利之药；病得之稍久，则成郁矣。郁则蒸热，热则久必生火，若欲行温散，宁无助火添病矣？由是古方中多以山楂为热药之向导，则邪伏而病易退，正易复而病易安。"《丹溪心法》曰："大凡心膈之痛，须分新久。若明知身受寒气，口吃寒物而得病者，于初得之时当与温散或温利之药。若曰病得之稍久则成郁，久郁则蒸热，热久必生火，《原病式》中备言之矣。若欲行温散温利，宁无助火添病耶？

古方中多以山栀子为热药之向导，则邪易伏，病易退，正易复而病安。然病安之后，若纵恣口味，不改前非，病复作时，反咎医之失，良可叹哉！"认为本病日久则成郁化火，宜用栀子等清火伏邪；但同时也强调病安之后要注意饮食习惯，如不注意饮食则胃痛容易反复发作。朱丹溪治胃痛，若有因热而致，久郁久病，必皆化热，邪去正复病安之后，须节制饮食，以免复病，正是治未病之意。

《金匮钩玄》曰："凡心腹痛，必用温散，此是郁结不散，阻气不运。故病在下者多属食，宜温散之。"同时，朱丹溪在《丹溪心法》中强调不能一味地使用温散药物治疗，而是首先要辨其新久。一般治疗胃痛初起，多选用温散之类的药物以驱除寒气；然胃痛日久者，则一般属热。《丹溪心法》曰："胃口有热而作痛者，非山栀子不可，须佐以姜汁，多用台芎开之。"或认其与痰湿相关，方选"二陈汤加川芎、苍术，倍加炒栀子；痛甚者，加炒干姜从之，反治之法也"。此反治之法，指热因热用之法。此书中详细介绍了用法和煎煮方法："轻者，川芎一两，苍术一两，山栀子炒去皮二两，姜汁蒸饼糊丸梧桐子大，服七八十丸，热辣姜汤下。重者，桂枝、麻黄、石碱各等份，姜汁和蒸饼丸桐子大，服五十丸，热辣姜汤下。一本：轻者散之，麻黄、桂枝之类。重者加石碱、川芎、苍术、炒山栀子去皮，作丸服。"

朱丹溪在本病的辨证中还提到了因平日喜食热物，以致死血留于胃口作痛者，用桃仁承气汤下之。病情较轻者用韭汁、桔梗，能开提其气，血药中兼用之；而胃痛喜以物按住痛处则属虚证，方用二陈汤加炒干姜和之。此外，有因虫痛者，可用苦楝皮等治疗，即"有虫病者，治苦楝根、锡灰之类，脉坚实不大便者，下之"，"治以苦楝根、锡灰之类，痛定便能食。时作时止者是虫，上半月虫头向上，易治；下半月虫头向下，难治。先以肉汁及糖蜜食下，则引虫头向上，然后用药打出，苦楝根皮、槟

榔、鹤虱，夏取汁饮，冬浓煎汤，下万应丸最好。脉坚实不大便者，下之。（《丹溪心法》）

此外，《金匮钩玄》曰："诸痛不可用补气药。"此观点对后世影响甚大。

（4）药物及方剂

朱丹溪主治胃痛的方剂如下：二姜丸，治心脾疼，温养脾胃，冷食所伤；扶阳助胃汤，治寒气客于肠胃，胃脘当心而痛；乌梅丸，治胃冷，蛔虫攻心痛；小胃丹，治胃脘，有湿而痛。白螺壳丸，治痰饮积食胃脘痛。后世医家多延用其方。

《丹溪心法》中论及胃痛的药物主要有如下。

①重用山栀子：《丹溪心法》中介绍：山栀子为治疗胃痛要药。具体方法为："山栀炒去皮，每十五个浓煎汤一呷，入生姜汁令辣，再煎小沸服；或入芍一钱尤妙。山栀大者用七个或九个。"若因热而作痛者，可用山栀子佐以姜汁，或半夏、橘红各五，黄芩三，甘草一来治疗；或用二陈汤加苍、芎，倍加炒栀。痛甚者，加炒干姜汁蒸饼为丸梧桐子大，服七八十丸，热辣姜汤下；重者，麻黄、桂枝、石碱各等份，姜汁和蒸饼丸桐子大。服五十丸，热辣姜汤下。

②玄明粉：《丹溪心法》指出，若胃痛复发者，可用玄明粉来治疗。其曰："心痛，用山栀并劫药止之。若又复发，前药必不效。可用玄明粉一服，立止。"

《丹溪心法》中治疗胃痛的方剂如下。

①小胃丹

组成：芫花（好醋拌匀，过一宿，瓦器不住手搅，炒令黑，不要焦）、甘遂（湿面裹长流水浸，半日再水洗，晒干，又云水浸冬七春秋五日，或水煮亦可）、大戟（长流水煮一时再水洗，晒干）各半两，大黄（湿纸裹煨，勿焦，切焙干，再酒润，炒熟焙干）一两半，黄柏（焙炒）三两。

用法：上为末，粥丸麻子大。每服二三十丸，临卧津液吞下，或白汤一口送下。取其膈上之湿痰热积，以意消息之，欲利则空心服。

主治：胃脘有湿而痛。

组方分析：《丹溪心法·痰》曰："小胃丹，治膈上痰热、风痰湿痰肩膊诸痛，能损胃气，食积痰实者用之，不宜多。"此方以主治胃脘湿痰食积为主，不宜过用，过用则损胃气。

②草豆蔻丸

组成：草豆蔻（裹烧热，去皮）一钱四分，吴茱萸（汤泡，洗去梗，焙干）、益智仁、白僵蚕、橘皮、人参、黄芪各八分，生甘草、归身、炙甘草、桂皮各六分，曲末、姜黄各四分，桃仁（去皮）七个，半夏（洗）一钱，麦蘖（炒黄）一钱半，泽泻一钱（小便多减半用之），柴胡四分。

用法：右一十八味，除桃仁另研如泥外，余极细末，同桃仁研匀，用汤泡蒸饼为丸如桐子大。每服三十丸，食远用热白汤送下。旋斟酌多少用之。

主治：客寒犯胃，一切虚证，心腹大痛。热亦可用，止可一二服。

③左金丸加减

组成：黄连（炒）、山栀（炒）、吴茱萸（汤洗）各五钱，荔枝核（烧存性）三钱，滑石（五钱）。

用法：上为末，姜汁和丸服。

分析：朱丹溪治疗胃痛之方多从脾胃湿热和理气两方面入手，他认为胃痛日久郁而化火，须泻热和胃，理气止痛。

④栀子加草豆蔻制丸

组成：山栀子仁（炒黄色）、草豆蔻仁。

用法：上为末，姜汤调粥丸，亦得。冷痛者，加草豆蔻仁炒末，姜汁炊饼丸服。

主治：胃冷痛。

⑤朱丹溪自拟方

组成：白术（五钱），白芍、砂仁、半夏、当归各三钱，桃仁、黄连、神曲（炒）、陈皮各二钱，吴茱萸一钱半，僵蚕、人参、甘草各一钱。

用法：上为末，蒸饼丸服。

⑥自拟方

组成：白术三钱半、白芍（炒）、陈皮、归尾各二钱半，人参、黄连（炒）各一钱半，吴茱萸半钱。

用法：上为末，蒸饼丸。

⑦治疗气实心痛自拟方

组成：山栀子（炒焦）六钱，香附一钱，吴茱萸一钱。

主治：气实心痛（胃痛）。

用法：上为末，蒸饼丸如花椒大。以生地黄酒洗净，同生姜汤煎，送下二十丸。

（5）医案举隅

案例1

丹溪治一人，以酒饮牛乳，患心疼年久，饮食无碍（非大虚寒），虽盛暑，饮食身无汗（身无汗而大便或秘结，非寒可知）。医多以丁、附治之，羸弱食减，每痛以物拄之。脉迟弱弦而涩（迟弱似虚寒，弦主痛，涩属血虚，若但主脉而不合症，则用丁、附矣），大便或秘结，或泄（有饮），又苦吞酸。时七月，以二陈汤加芩、连、白术、桃仁、郁李仁、泽泻。每旦服之，屡涌出黑水，若烂木耳者。服至二百余帖，脉涩渐退，至数渐添，纯弦而渐充满。时冬暖，意其欲汗，而血气未充，以参、芪、归、芍、陈皮、半夏、甘草，服之痛缓。每旦夕一二作，乃与麻黄、苍术、芍、归、甘草等药，才下咽，忽晕厥，须臾而苏，大汗痛止（从盛暑身无汗，用药

仍以汗解，奇。用药次第之妙，不可不知）。(《名医类案·心脾痛》)

案例 2

一妇因久积忧患后，心痛食减，羸瘦，渴不能饮，心与头更换而痛，不寐，大溲燥结。与四物汤加陈皮、甘草，百余帖未效。朱曰：此肺久为火所郁，气不得行，血亦蓄塞，遂成污浊。气壅则头痛，血不流则心痛，通一病也，治肺当自愈。遂效东垣清空膏例，以黄芩细切酒浸透，炒赤色，为细末，以热白汤调下，头稍汗；十余帖，汗渐通身而愈。因其膝下无汗，瘦弱脉涩，小溲数，大便涩，当补血以防后患，以四物汤加陈皮、甘草、桃仁、酒芩服之。(《名医类案·心脾痛》)

按语：本病患者久患忧思，气机郁滞，郁久则化生火热，故胃心痛而食减，不寐，便结。因治以养血调气之法无效，朱丹溪则以为郁火在上，气变则头痛，血瘀则心痛，故仿效"清空膏"之方意，以酒黄芩炒赤，为末汤下，取法"火郁则发之"，用药寒凉而得汗愈。然后补血以防后患，原养血调气方中加用清热散火、活血行瘀的桃仁、酒芩，不忘病之本也。

案例 3

一妇，春末心脾痛，自言腹胀满，手足寒过肘膝，须绵裹火烘，胸畏热，须掀露风凉，脉沉细涩，稍重则绝，轻似弦而短，渴喜热饮，不食。以草豆蔻丸三倍加黄连、滑石、神曲为丸，白术为君，茯苓为佐，陈皮为使，作汤服百丸，服至二斤，愈。(《名医类案·心脾痛》)

按语：本案病患，症状有寒有热，如不仔细辨证，极容易误治而不效。其手足寒过肘膝，似属寒证，但又有心胸畏热、脉沉细涩属火热郁闭于内、寒邪外束于外之象。草豆蔻丸，辛温开散，辛开苦降，治"客寒犯胃"，且"热亦可用"，配用三倍的黄连，取法与左金丸相似。俞震《古今医案按》曰："遍观丹溪诸案，凡脉沉弦细涩者俱不用温药，想其阅历多而认得真。"

案例 4

一童子久疟方愈，十日而心脾疼，六脉伏，痛稍减时，气口紧盛，余皆弦实而细。意其宿食，询之果伤冷油面食。以小胃丹津咽十余粒，禁饮食三日。凡与小胃丹十二次，痛止。后与谷太早，忽大痛连胁，乃禁食，亦不与药。盖宿食已消，新谷与余积相迸而痛，若再药攻，必伤胃气，所以不与药。又断食三日，至夜心嘈索食，先以白术、黄连、陈皮为丸，热汤下八九十丸以止其嘈。此非饥也，乃余饮未了，因气而动，遂成嘈杂耳，若与食必复痛。询其才饥，必继以膈间满闷，今虽未甚快，然常思食，又与前丸子。一日夕不饥而昏睡，后少与稀粥，减平日之半。两日，嗣后禁止其杂食，半月而安。(《名医类案·心脾痛》)

按语： 小胃丹本属治疗素有宿痰食积之方剂。《丹溪心法》曰："胃脘有湿而痛者，宜小胃丹下之。" 本案中病患属于宿食停留，故用小胃丹以下之。其中值得注意的是，朱丹溪对于用药的剂量和用药时机的把握，加以恰当的护理，使得药到病除。且诊疗过程中，处处注意顾护人身之胃气，选用白术、黄连、陈皮等，均以和胃为主；最后少与稀粥以养胃，故病愈得安。

5. 腹痛

（1）病因病机

《丹溪心法》曰："腹痛有寒、积热、死血、食积、湿痰。"

（2）辨证治疗

①诊法：朱丹溪认为，腹痛，"脉弦，食；脉滑，痰"（《丹溪心法·腹痛》）。此言通过脉诊判断腹痛之病机。另外，还可以根据疼痛的性质和特点进行判断，如戴原礼补充说："寒痛者，绵绵痛而无增减者是；时痛时止者，是热也；死血痛者，每痛有处，不行移者是也；食积者，甚欲大便，利后痛减者是；湿痰者，凡痛必小便不利。"（《丹溪心法·腹痛》）

②辨证治疗：在辨证治疗方面，朱丹溪认为，首当辨其痛之气、血、实、虚所属。《丹溪心法》曰："腹痛者，气用气药，如木香、槟榔、香附、枳壳之类；血用血药，如当归、川芎、桃仁、红花之类。初得时，元气未虚，必推荡之，此通因通用之法。久必难。壮实与初病，宜下；虚弱衰与久病，宜升之消之。腹中水鸣，乃火击动其水也，用二陈汤加黄芩、黄连、栀子。亦有脏寒而鸣者。凡心腹痛者，必用温散，此是郁结不行，阻气不运，故痛。在上者多属食，食能作痛，宜温散之，如干姜、炒苍术、川芎、白芷、香附、姜汁之类，不可用峻利药攻下之。盖食得寒则凝，热则化，更兼行气快气药助之，无不可者。"简而言之，气病用气药，血病用血药，并根据病程的新久和禀赋的盛衰而选用不同的治法；或"通因通用"，或升之消之；对食积腹痛提出"不可用峻利药攻下之"，而应该"温散"辅以"行气快气药助之"。

（3）方剂

①小建中汤

组成：芍药三两，甘草一两，生姜一两半，大枣六个，桂枝（去皮）一两半，胶饴（旧有微溏或呕者去胶）半斤。

用法：上锉。每服五钱，水盏半，姜三片，大枣一个，煎八分，去滓，下饴胶两匙许，再煎化，温服。

主治：虚寒腹痛。

②《丹溪心法》方

组成：槟榔、三棱、莪术、香附、官桂、苍术、厚朴、陈皮、甘草、茯苓、木香。

用法：上为末，神曲糊丸。每服五十丸，白汤下。

主治：治酒积腹痛者，宽气紧要。

（4）医案举隅

案例 1

一老人腹痛，年高不禁下者，用川芎、苍术、香附、白芷、干姜、茯苓、滑石之类。（《丹溪心法·腹痛》）

案例 2

一老人心腹大痛，而脉洪大，虚痛昏厥，不食不胜攻系者，四君子汤加当归、麻黄、沉香。（《丹溪治法心要·腹痛》）

案例 3

一妇人寡居，经事久不行，腹满少食，小腹时痛，形弱身热。用当归（酒浸）一钱，熟地黄（姜炒）一钱，香附一钱，川芎一钱半，白芍药一钱半，陈皮一钱半，黄柏（炒）五分，生甘草三钱，知母（炒）五分，厚朴（姜制）五分，玄胡索五分，白术二钱，大腹皮三钱，红花头（火酒浸）九个，桃仁（研）九个。上咬咀，水煎。（《丹溪治法心要·腹痛》）

案例 4

一妇年四十，患腹隐痛，常烧砖瓦熨之；面胸畏火气，六脉和，皆微弦，苦夜不得寐，悲忧一年。众作心病治，遂觉气复自下冲上，病虽久，形不瘦。此肝受病也。与防风通圣散吐之，时春寒加桂，入姜汁调之，日三四次。夏稍热，与当归龙胆丸，间与枳术丸，一月而安。（《名医类案·腹痛》）

案例 5

一人于六月投渊取鱼，至秋深雨凉，半夜小腹痛甚，大汗，脉沉弦细实，重取如循刀责责然。与大承气汤加桂二服，微利痛止，仍连日于申酉时复痛，坚硬不可近。每与前药，得微利，痛暂止。于前药加桃仁泥，下紫黑血升余，痛亦止，脉虽稍减而责责然犹在。又以前药加附子，下大便五行，有紫黑血如破絮者二升有余。又伤食，于酉时复痛在脐腹间，脉和，

与小建中汤，一服而愈。(《名医类案·腹痛》)

按语:《古今医案按》中也载有此案。俞震原按曰:"昧者必认为真脏脉，否则认是寒，惟用桂、附耳。朱丹溪连用温药下之，殊不可及。最难者，痛止复作，不改前方，陡加桃仁;遂瘀下痛止，仍不改前方，又加附子;至愈后伤食，忽变为建中。总由指下认得真，故攻补毫无疑惑也。"此案中，仅以寥寥数语即阐明了用药的关键时机，其对病势、病性的判断都值得参考和借鉴。

6. 腰痛

(1)病因病机

《丹溪心法》曰:"腰痛主湿热、肾虚、瘀血、挫闪，有痰积。"朱丹溪在附录中进一步解释说:"腰者，肾之外候，一身所恃以转移阖辟者也。盖诸经皆贯于肾而络于腰脊，肾气一虚，凡冲寒、受湿、伤冷、蓄热、血涩气滞、水积堕伤，与失志、作劳，种种腰疼，叠见而层出矣。"

(2)辨证治疗

①诊法:与腹痛辨证相似，朱丹溪通过脉诊和疼痛特点辨别腰痛的病机，如脉大者肾虚，脉涩者瘀血，脉缓者湿热。根据疼痛的不同特点，戴原礼进一步补充说:"湿热腰疼者，遇天阴或久坐而发者是也;肾虚者，疼之不已者是也;瘀血者，日轻夜重者是也。"

②辨证治疗:《丹溪心法》曰:"脉大者肾虚，杜仲、龟板、黄柏、知母、枸杞、五味之类为末，猪脊髓丸服;脉涩者瘀血，用补阴丸加桃仁、红花;脉缓者湿热，苍术、杜仲、黄柏、川芎之类;痰积作痛者，二陈加南星、半夏。腰曲不能伸者，针人中。凡诸痛皆属火，寒凉药不可峻用，必用温散之药。诸痛不可用参，补气则疼愈甚。人有痛，面上忽见红点者，多死。"

（3）方剂

①《丹溪心法》治湿痰腰痛方

组成：龟板（炙）一两，苍术、椿皮、滑石半两，白芍（酒炒）、香附各四钱。

用法：上为末，酒糊丸。如内伤，白术、山楂汤下。

主治：湿痰腰痛，大便泄。

②《丹溪心法》治腰腿湿痛方

组成：龟板（酒炙）、黄柏（酒炙）、苍术、苍耳、威灵仙（酒浸）各一两，扁柏半两。

用法：上为末，酒糊丸。每用黑豆汁煎四物汤加陈皮、甘草，生姜煎汤下。久腰痛，必用官桂以开之，方止。腹胁痛亦可。

主治：腰腿湿痛。

③摩腰膏

组成：附子尖、乌头尖、南星各二钱半，雄黄一钱，樟脑、丁香、干姜、吴茱萸各一钱半，朱砂一钱、麝香（大者）五粒。

用法：上为末，蜜丸如龙眼大。每用一丸，姜汁化开如粥厚，火上炖热，置掌中，摩腰上。候药尽粘腰上，烘绵衣包缚定，随即觉热如火，日易一次。

主治：老人虚人腰痛并妇人白带。

④青娥丸

组成：破故纸（炒）四两，杜仲（炒去丝）四两，生姜（炒干）二两半。

用法：上为末，用胡桃肉三十个研膏，入蜜，丸桐子大。每服五十丸，盐酒下。

主治：治肾虚腰痛，益精助阳。

⑤独活寄生汤

组成：独活一两，桑寄生（如无以续断代之）、细辛、牛膝、秦艽、茯苓、白芍、桂心、川芎、防风、人参、熟地黄、当归、杜仲（炒）、甘草（炙）各二两。

用法：上锉。每服三钱，水煎，空心服。下利者，去地黄；血滞于下，委中穴刺出血，妙。仍灸肾俞、昆仑，尤佳。

主治：治肾气虚弱，为风湿所乘，流注腰膝；或挛拳掣痛，不得屈伸；或缓弱冷痹，行步无力。

（4）医案举隅

徐质夫年六十余，出坠马腰痛，不可转侧，六脉散大，重取则弦小而长，稍坚。朱以为恶血虽有，未可驱逐，且以补接为先。遂令煎苏木、人参、黄芪、川芎、当归、陈皮、甘草，服半月之后，散大渐敛，食亦进，遂与熟大黄汤调下自然铜等药，一月而安。（《名医类案·腰痛》）

按语： 本案属于外伤瘀血腰痛，但患者年老肾衰，关键是逐瘀和补肾之先后和病变程度轻重之把握。本案亦见于《古今医案按》，俞震按语非常精辟。其云："跌伤有瘀，似宜先逐瘀而后补。丹溪则以年之老、脉之散大，先补而后逐瘀，是其识见之高也。昧者以为补住恶血，惧不敢补，则尽力逐之，瘀终不去而变端起矣。损伤且然，况内病乎？观此及治叶先生痢案，而知补住邪气、补作恶血之为谬谈也。大抵元气果虚，则补药惟元气受之，而或邪或瘀，不相干涉；若元气不虚，则补药为邪气助长，为瘀增痛，诚非所宜。"

（十二）眩晕

关于痰与眩晕的病机联系，朱丹溪基于临床实践经验，提出"无痰不作眩"的观点，此对后世医家诊治眩晕产生了深远的影响。

1. 病因病机

《丹溪心法·头眩》曰："头眩，痰，挟气虚并火。治痰为主，挟补气药及降火药。无痰则不作眩，痰因火动。又有湿痰者，有火痰者。"确立了"痰"为眩晕发病中的重要因素。

2. 辨证治疗

《丹溪心法·头眩》中详细描述了眩晕的症状特点。"眩者，言其黑晕转旋，其状目闭眼暗，身转耳聋，如立舟船之上，起则欲倒。盖虚极乘寒得之，亦不可一途而取轨也。又风则有汗，寒则掣痛，暑则热闷，湿则重滞，此四气乘虚而眩晕也。又或七情郁而生痰动火，随气上厥，此七情致虚而眩运也。淫欲过度，肾家不能纳气归元，使诸气逆奔而上，此气虚眩运也。吐衄漏崩，肝家不能收摄荣气，使诸血失道妄行，此血虚眩运也。要寻致病之因，随机应敌。其间以升降镇坠行汗为最，不可妄施汗下。识者将有采薪之忧。""左手脉数热多，脉涩有死血；右手脉实有痰积，脉大是久病。久病之人，气血俱虚而脉大，痰浊不降也。"

朱丹溪认为，眩晕主要由"痰"导致，但湿痰和火痰不同，治法和方药亦不同。"湿痰者，多宜二陈汤。火者，加酒芩。挟气虚者，相火也，治痰为先，挟气药降火，如东垣半夏白术天麻汤之类。眩晕不可当者，以大黄酒炒为末，茶汤调下，火动其痰，用二陈加黄芩、苍术、羌活散风行湿。"（《丹溪心法·头眩》）

3. 方剂

（1）头晕方

组成：南星（制）五分，半夏一钱，桔梗七分，枳壳一钱，陈皮一钱，甘草五分，茯苓一钱，黄芩七分。

用法：上作一服，生姜七片，水煎，食后服。

功效：利痰，清热，降火，或滚痰丸亦可。

（2）香橘饮

组成：木香、白术、半夏曲、橘皮、茯苓、砂仁各半两，丁香、甘草（炙）各二钱半。

用法：上锉散。水二盏，生姜五片，煎服。

主治：气虚眩晕。

加减：加当归、川芎、官桂，治血虚眩晕。

（3）白附子丸

组成：全蝎（炒）半两，白附子（炮）、南星（炮）、半夏、旋覆花、甘菊、天麻、川芎、橘红、僵蚕（炒）、干姜（生）各二两。

用法：上为末，生姜半斤取汁，打糊丸梧子大。煎荆芥汤下五十丸。

主治：风痰上厥，眩晕头疼。

（4）人参前胡汤

组成：半夏曲、木香、枳壳（炒）、紫苏、赤茯苓、南星（炮）、甘草（炙）各五钱，人参三钱，前胡五钱，橘红五钱。

用法：上锉散。每服五钱，生姜五片，水煎服。

主治：风痰头晕目眩。

（5）芎术除眩散

组成：附子（生）、白术、川芎各半两，官桂、甘草（炙）各二钱半。

用法：上锉。每服三钱，姜七片，水煎服。

主治：感湿感寒，头重眩晕。

（6）茯苓桂枝白术甘草汤

组成：茯苓一两，桂枝七钱半，白术、甘草（炙）各半两。

用法：上锉。每服四钱，水煎服。

加减：风证，加川芎、细辛；湿证，加川芎、苍术；寒证，加干姜、良姜。

主治：气上冲胸，战摇眩晕。

（7）半夏白术天麻汤

组成：黄柏（酒洗）二分，干姜三分，泽泻、白茯苓、天麻、黄芪、人参、苍术各五分，炒神曲、白术各一钱，麦芽、半夏（汤洗）、陈皮各一钱半。

用法：上每服五钱，水煎热服。

主治：脾胃证，已经服疏风丸，下二三次，元证不瘥，增以吐逆，痰唾稠黏，眼黑头旋，目不敢开，头苦痛如裂，四肢厥冷，不得安卧。

（8）正元散

组成：红豆（炒）三钱，人参二两，肉桂半两，附子（炮，去皮尖）、川芎、山药（姜汁炒）、乌药、干葛各一两，川乌（炮，去皮脐）半两，干姜（炮）三钱，白术、甘草（炙）、茯苓各二两，陈皮二钱，黄芪（炙）一两半。

用法：上咬咀。每服三钱，水一盏，姜三片，枣一个，入盐少许煎服。

（9）黑锡丹

组成：肉桂半两，沉香、附子（炮，去皮脐）、故纸、胡芦巴（酒浸炒）、茴香（炒）、肉豆蔻（面裹煨）、阳起石（研细水飞）、金铃子（蒸去皮核）、木香各一两，硫黄、黑锡（去滓）各二两。

用法：上用黑盏或新铁铫内，如常法，结黑锡、硫黄、砂子，地上出火毒，研令极细，余药并杵，罗为末，一处和匀，自朝至暮，以研至黑光色为度，酒糊丸如桐子大，阴干，入布袋内，擦令光莹。每服四十粒，空心盐姜汤或枣汤下，女人艾枣汤下。

4. 医案举隅

朱丹溪治一男子，年七十九岁，头目昏眩而重，手足无力，吐痰口口相续，左手脉散大而缓，右手缓而大，大不及于左，重按皆无力，饮食略减而微渴，大便三四日一行。众人皆与风药，朱曰：服此药至春深必死，此皆大虚证，当以补药大剂服之。众怒而去。乃教用人参、当归、黄芪、白芍、白术、陈皮浓煎作汤，下连柏丸三十粒。如此者服一年半而精力如少壮时。连、柏丸冬加干姜少许，余三时皆依本法，连、柏皆姜汁炒为细末，又以姜汁煮糊为丸。（《续名医类案·头晕》）

按语：朱丹溪多从痰论治眩晕。但本案患者年老体虚，手足无力，脉散大，重按无力，均属虚证，朱丹溪力主以补虚为主。魏之琇《续名医类案》按曰："此证大补而佐以连、柏，妙不可言矣。盖一眼注定肝肾二经，以连清肝火，柏清肾火者也。既虑其寒重以姜汁制之，可谓尽善。然不若竟用地黄、杞子如左归加减，尤为善中之善也。"笔者认为，此证昏眩食减，手足无力，脉缓大无力，明是气虚，治以左归丸不如用人参、黄芪、白术等。

（十三）黄疸

1.病因病机

《金匮钩玄》中提到朱丹溪有关黄疸病因病机的认识："不用分五，同是湿热，如盦曲相似。"

2.辨证治疗

朱丹溪认为，黄疸主要以湿热为主。戴原礼进一步补充说："五疸者，周身皮肤并眼如栀子水染。因食积黄者，量其虚实，下其食积。其余但利小便为先，小便利白，即黄自退。轻者小温中丸，重者大温中丸。热多者加黄连，湿多者茵陈、五苓散加食积药。"

3.方剂

（1）小温中丸

组成：苍术、川芎、香附、神曲、针砂。春加芎，夏加苦参或黄连，冬加吴茱萸或干姜。治黄疸又能去食积。此方乃越鞠丸之变方。

（2）**大温中丸**

组成：苍术、厚朴、陈皮、青皮、香附、三棱、建术、针砂、甘草。为末醋糊丸。

用法：空心姜盐汤下，午后饮食可酒下。忌犬肉果菜。脾虚者，以参、术、芍药、陈皮、甘草作汤使。

4. 医案举隅

案例 1

一妇人年二十八，发黄，脉涩，经水自来不行，身体倦怠，未曾生子。用陈皮、白术、木通各一两，黄芩、归头、丹皮半两，甘草一钱，分作十二帖，水煎，食前热服。（《续名医类案·黄疸》）

按语：朱丹溪从湿热治疗黄疸，喜用知、柏、芩等药除湿热，兼用陈皮、白术、木通等健脾行气。本案中，妇人经水不行，未曾生子，故而用当归、丹皮等通经水、养血活血。

案例 2

一人年二十岁，因劳又冒雨，得疸症，脚酸心悸，口苦力弱，尿黄，脉浮而数。病在表，宜解外。黄芪三钱，白术、苍术各一钱，陈皮、苏叶、木通各五分，山栀（炒）二钱，甘草梢五分，白水煎服，下保和丸十五丸，与点抑青各十丸，温中二十丸而愈。（《续名医类案·黄疸》）

案例 3

一妇人年三十，面黄脚酸弱，口苦喜茶，月经不匀，且多倦怠。用黄芪、甘草各三钱，人参、当归、白芍各一钱，木通、陈皮各五分，白术一分，炒柏、秦艽各二分。（《续名医类案·黄疸》）

按语：气血两亏，湿热蕴结，故参、芪、归、芍并用以补气血，炒柏、秦艽以泻湿热。临床上虚实夹杂的情况很多，朱丹溪遣方用药之法可供参考。

（十四）血证

朱丹溪在其著作中，对咳血、呕血、吐血、咯血、衄血、溺血、下血等血证，均有其临床诊疗经验的论述。戴原礼对此补充说："咳血者，嗽出痰内有血者是。呕血者，呕全血者是。咯血者，每咯出血，皆是血疙瘩。衄血者，鼻中出血也。溺血，小便出血也。下血者，大便出血也。虽有名色分六，俱是热证，但有虚、实、新、旧之不同。或妄言为寒者，误也。"其中，不仅指出了诸血证的要点和鉴别，也提出血证多属热证，但要分清虚、实、新、旧之不同。以下分而述之。

1. 咳血

《丹溪治法心要·咳血》曰："痰盛、身热，多是血虚。"新病者，用青黛、诃子、山栀、海石、瓜蒌仁等治疗；病久者，用八物汤、四物汤等补虚。

（1）方剂

①黄芪散

组成：甘草四钱，黄芪、麦门冬、熟地黄、桔梗、白芍各半两。

用法：上咬咀。每服半两，水煎服。

主治：咳血成劳。

②茯苓补心汤

组成：茯苓、半夏、前胡、紫苏、人参、枳壳（炒）、桔梗、甘草、葛根各半分，当归二两，川芎七钱半，陈皮、白芍各二两，熟地黄一两。

用法：上咬咀。水姜枣煎。

主治：心气虚耗，不能藏血，以致面色萎黄，五心烦热，咳嗽唾血。

（2）医案举隅

案例 1

一人年五十，劳嗽吐血，以人参、茯苓、白术、百合、白芍、红花、

细辛、黄芪、半夏、桑白皮、杏仁、甘草、阿胶、诃子、青黛、瓜蒌、海石、五味、天门冬。(《名医类案·血证》)

案例2

一妇人年五十六岁，夏吐红痰，有一二声咳。人参、陈皮、茯苓各一钱，白术钱半，防风、桔梗各五分，干姜三分，甘草一分，煎二之一，入藕汁二大蛤，再煎带热，下三黄九。(《续名医类案·吐血》)

案例3

一人近四十，咳嗽吐血，四物换生地，加桑白皮、杏仁、款冬花、五味、天门冬、桔梗、知母、贝母、黄芩。(《名医类案·血证》)

按语：案1虽写明吐血，但实际上伴随劳嗽，实为咳血。前两案均以补气为主，案1佐大量清肺化痰药如青蒿、诃子、海石、瓜蒌仁之类，正是前"咳血方"的基本组成。但红花、细辛宜慎用。案2则佐宣散之防风、桔梗，甘涩收敛之藕汁，止血兼能化瘀；三黄丸以清泻导血下行，少量干姜则属反佐之用。案3，以四物汤加清肺化痰止咳药，治疗咳血而建功。

2. 呕血

《丹溪心法》曰："呕血，火载血上，错经妄行。"其中，辨证有火热迫血妄行和气虚两端。其中，"脉大、发热、喉中痛者，是气虚。用人参、黄芪、蜜炙黄柏、荆芥，并当归、生地黄用之"。而"火载血上，错经妄行，用四物汤加炒栀子、童便、姜汁"。

（1）药物

①黄柏（蜜炙）

用法：上捣为末。煎麦门冬汤调二钱匕，立瘥。

主治：呕血(《太平圣惠方》)。

②侧柏叶

用法：上为末。不计时，以粥饮调下二钱匕。

（2）方剂

《保命》生地黄散

组成：生地黄、熟地黄、枸杞、地骨皮、天门冬、黄芪、白芍、甘草、黄芩。

用法：上㕮咀。水煎。

3. 吐血

《丹溪心法》曰："吐血，阳盛阴虚，故血不得下行。因火炎上之势而上出，脉必大而芤，大者发热，芤者血滞与失血也。"治疗宜"补阴抑火，使复其位"。辨证方面，要注意吐血的颜色、吐血量以及伴见的症状。在方药的选择上，用交趾桂五钱为末，冷水调服；或以山栀子清胃脘之血。

随症加减方面：吐紫血，伴胸中气塞，用桃仁承气汤。吐血后见痰嗽，为阴虚火动，痰不下降，四物汤为主，加痰药、火药。先痰嗽，后见红，多是痰积热，降痰火为急。痰嗽涎带血出，此是胃口清血热蒸而出，重者栀子，轻者蓝实；或暴吐紫血一碗者无事，吐出为好。此热伤血死于中，用四物汤、解毒汤之类。吐血夹痰，积吐一二碗者，亦只补阴降火，四物加火剂之类。夹痰若用血药，则泥而不行，只治火则止。吐血，火病也。大吐红不止，以干姜炮末，童便调从治。喉咙痰血，用荆芥散。舌上无故出血，如线不止，以槐花炒末干掺之。若吐血，一方：童便一分，酒半分，擂柏叶温饮，非酒不行。呕吐，血出于胃也。实者，犀角地黄汤主之；虚者，小建中汤加黄连主之。

需指出的是，朱丹溪似将吐血和咳血有所混淆，其中有痰、嗽等伴见症状的出血，应为咳血的范畴，而吐血应是指血由食道而出。

其常用方剂如下：

（1）二黄补血汤

组成：熟地黄一钱，生地黄五分，当归七分半，柴胡五分，升麻、白芍二钱，牡丹皮五分，川芎七分半，黄芪五分。

用法：上以水煎服。血不止，可加桃仁半钱，酒大黄酌量虚实用之，内却去柴胡、升麻。

主治：初见血及见血多，宜服。

（2）四生丸

组成：生荷叶、生艾叶、生柏叶、生地黄各等份。

用法：上烂研如鸡子大。服一丸，水三盏，煎一盏，去滓服。

主治：吐血，阳乘于阴，血热妄行，服之良。

（3）大阿胶丸

主治：麦门冬（去心）、茯神、柏子仁、百部根、杜仲（炒）、丹参、贝母（炒）、防风各半两，山药、五味、熟地黄、阿胶（炒）各一两，远志、人参各二钱半，茯苓一两。

用法：上为末，炼蜜丸如弹子大。每服一丸，水煎六分，和渣服。

主治：肺虚客热，咳嗽咽干，多唾涎沫，或有鲜血。劳伤肺胃，吐血呕血，并可服。

（4）犀角地黄丸

主治：犀角（镑）、生地黄、白芍、牡丹各等份。

用法：上㕮咀。每服五钱，水煎温服，实者可服。

主治：伤寒，汗下不解，郁于经络，随气涌泄，为衄血。或清道闭塞，流入胃腹，吐出清血，如鼻衄。吐血不尽，余血停留，致面色萎黄，大便黑者，更宜服之。

（5）桃仁承气汤

主治：芒硝三钱，甘草二钱半，大黄一两，桂三钱，桃仁（去皮尖）

半两。

用法：上㕮咀。每两入姜同煎。

4. 咯血

朱丹溪认为，咯血属于"痰带血丝出者"，其病与肺、肾、脾相关。《丹溪心法》曰："咯血，痰带血丝出者，用姜汁、青黛、童便、竹沥入血药中用，如四物汤加地黄膏、牛膝膏之类。咯唾，血出于肾，以天门冬、麦门冬、贝母、知母、桔梗、百部、黄柏、远志、熟地黄、牡蛎、姜、桂之类；痰涎，血出于脾，以葛根、黄芪、黄连、芍药、当归、甘草、沉香之类。"

《丹溪心法》治痰中血有三方：

方一：白术一钱半，当归一钱，芍药一钱，牡丹皮一钱半，桃仁（研）一钱，山栀（炒黑）八分，桔梗七分，贝母一钱，黄芩五分，甘草三分，青皮五分。

方二：白术一钱半，牡丹皮一钱半，贝母一钱，芍药一钱，桑白一钱，山栀（炒黑）一钱一分，桃仁（研）一钱，甘草三分。

方三：橘红二钱，半夏五分，茯苓一钱，甘草三分，白术一钱，枳壳一钱，桔梗一钱，五味十五个，桑白一钱，黄芩一钱，人参五分。

用法：方一与方二，水煎服。方三以水一钟，生姜三片，煎服，或加青黛半钱。

5. 衄血

本病的治疗与吐血大致相同，以凉血行血为主。《金匮钩玄》曰："犀角地黄汤入郁金同用。经血逆行，或血腥，或唾血吐血，用韭叶汁立效。"《丹溪心法》中也列有河间生地黄散、茜根散、黄芩芍药散、止衄散、伏龙肝等用以治疗。

（1）方剂

河间生地黄散

组成：枸杞、柴胡、黄连、地骨、天门冬、白芍、甘草、黄芩、黄芪、生地黄、熟地黄（等份）。

用法：上咬咀。汤煎服。若下血，加地榆。

主治：郁热衄血，或咯吐血，皆治之。

（2）医案举隅

丹溪治一妇，贫而性急，忽衄作如注，倦甚。脉浮数，重取大且芤。此阳滞于阴，病虽重可治。急以萱草根入姜汁各半饮之，就以四物汤加香附、侧柏叶，四服觉渴，仍饮以四物十余帖而安。（《名医类案·血证》）

按语： 朱丹溪治疗血证，基本以四物汤为主方加减。本案患者平素性急，朱丹溪认为属于"阳滞于阴"，故急用萱草根以凉血止血，后以四物汤加香附疏肝理气，加侧柏叶凉血而收功。

6. 溺血

朱丹溪认为，"溺血属热，用炒山栀子，水煎服，或用小蓟、琥珀"，且溺血应属尿血而不痛者，痛者则为淋。治疗当分虚实，其中"有血虚，四物加牛膝膏；实者，用当归承气汤下之，后以四物加山栀。"附录中又补充说："其人素病于色者，此属虚，宜五苓散和胶艾汤，吞鹿茸丸，或辰砂香散。四物加生地黄、牛膝，或四物加黄连、棕灰。又，六味地黄丸为要药，茎中痛，用甘草梢，血药中少佐地榆、陈皮、白芷、棕灰。"

其常用方剂如下。

（1）小蓟饮子

组成：生地黄、小蓟、滑石、通草、淡竹叶、蒲黄（炒）、藕节、当归（酒浸）、栀子（炒）、甘草（炙）各半两。

用法：上以水煎，空心服。

主治：下焦结热血淋。

（2）胶艾汤

组成：阿胶、川芎、甘草（炙）各二两，川归、艾叶（炒）各二两，熟地黄、白芍各四两。

用法：上㕮咀。每三钱，水酒煎，空心热服。

（3）鹿茸丸

组成：鹿茸（蜜炙）一两，沉香、附子（炮）各半两，菟丝子（制）一两，当归、故纸（炒）、茴香（炒）、胡芦巴（炒）各半两。

用法：上为末，酒糊丸。每七十丸，空心盐酒下。

（4）辰砂妙香散

组成：麝香（另研）一钱，山药（姜汁炙）一两，人参（半两），木香（煨）二钱半，茯苓、茯神、黄芪各一两，桔梗半两，甘草（炙）半两，远志（炒）一两，辰砂三钱。

用法：上为末。每二钱，温酒下。

7. 下血

朱丹溪指出，治疗肠风下血，不可纯用寒凉药，必于寒凉药中用辛味并温，如酒浸炒凉药、酒煮黄连之类。如有热，四物汤加炒栀子、升麻、秦艽、阿胶珠；如属虚，当归散四物汤加炮姜、升麻；在用血药的过程中，不可单行单止。

（十五）水肿

水肿是内科常见病证。在水肿的治疗上，朱丹溪注重脾虚不能制水，主张健脾以运水，慎用攻下利药。《丹溪心法·水肿》附录还提出按阴水、阳水进行辨证论治，使繁多复杂的分类方法简约，非常切实可行。

1. 病因病机

朱丹溪在《丹溪心法·水肿》中说："水肿，因脾虚不能制水，水渍妄行。"强调水肿的病机与脾虚相关。其在附录中进一步解释说："夫人之所以得全其性命者，水与谷而已。水则肾主之，土谷则脾主之，惟肾虚不能行水，惟脾虚不能制水，胃与脾合气，胃为水谷之海，又因虚而不能传化焉。故肾水泛溢，反得以浸渍脾土，于是三焦停滞，经络壅塞，水渗于皮肤，注于肌肉而发肿矣。"说明本病与脾、肾相关，因肾虚不能行水，脾虚不能制水，导致水液停滞三焦，水渗肌肤而成水肿。

2. 临床表现

《丹溪心法·水肿》附录中描述了水肿的临床表现："其状：目胞上下微起，肢体重著咳喘，怔忡，股间清冷，小便涩黄，皮薄而光，手按成窟，举手即满是也。"还明确指出："若遍身肿，烦渴，小便赤涩，大便闭，此属阳水。阳病水兼阳证者，脉必沉数。""若遍身肿，不烦渴，大便溏，小便少，不赤涩，此属阴水。阴病水兼阴证者，脉必沉迟。"《金匮钩玄》中，戴原礼补充水肿的症状特点："水肿者，通身皮肤光肿如泡者是也。"

3. 辨证治疗

朱丹溪在《丹溪心法·水肿》中指出了治疗原则和具体治法等。其曰："脾气得实，则自健运，自能升降。运动其枢机，则水自行，非五苓、神佑之行水也。宜补中、行湿、利小便，切不可下。"其反对使用峻烈之药，如《丹溪心法·水肿》附录中说："腰以下肿，宜利小便；腰以上肿，宜发汗。此仲景之要法也。诸家只知治湿当利小便之说，执此一途，用诸去水之药，往往多死。又用导水丸、舟车丸、神佑丸之类大下之，此速死之兆。盖脾极虚而败，愈下愈虚，虽劫效目前，而阴损正气，然病亦不旋踵而至。大法，宜大补中宫为主，看所挟加减，不尔则死。当以严氏实脾散加减用。"认为水肿本属脾极虚所致，不能过用逐水之药，以防损伤正气。此外，"身有热者，水气在表，可汗；身无热，水气在里，可下。其间通利小便，顺气和脾，俱不可缓耳。证虽可下，又当权其重轻，不可过用芫花、大戟、甘遂猛烈之剂，一发不收，吾恐峻决者易，固闭者难，水气复来而无以治之也。"此强调要辨别表里寒热，以确定相应治法。表证者可用汗法，里证则应用下法，并且即使使用下法，也不可过用芫花、大戟、甘遂等猛烈之剂。

4. 方剂

（1）加味五皮散

组成：陈皮、桑白皮、赤茯苓皮、生姜皮、大腹皮各一钱，加姜黄一钱、木瓜一钱。

用法：上作一服，水煎。

又方：去陈皮、桑白，用五加、地骨皮。

主治：治四肢肿满，不分阳水、阴水皆可服。

（2）疏凿饮子

组成：泽泻、赤小豆（炒）、商陆、羌活、大腹皮、椒目、木通、秦艽、槟榔、茯苓皮各等份。

主治：治水气遍身浮肿，喘呼气急，烦渴，大小便不利，服热药不得者。

用法：上㕮咀。水煎，姜五片。

（3）大橘皮汤

组成：陈皮一两，木香二钱半，滑石六两，槟榔三钱，茯苓一两，猪苓、白术、泽泻、肉桂各半两，甘草二钱。

用法：生姜五片，水煎服。

主治：治湿热内攻，腹胀水肿，小便不利，大便滑泄。

（4）十枣丸

组成：甘遂、大戟、芫花各等份。

用法：上为末，煮枣肉为丸桐子大。清晨热汤下三十丸，以利为度，次早再服。虚人不可多服。

主治：治水气，四肢浮肿，上气喘急，大小便不利。

（5）严氏实脾散

组成：厚朴（制）、白术、木瓜、大腹子、附子、木香、草果仁、白茯苓、干姜（炮）各一两，甘草（炙）半两。

用法：上㕮咀。姜五片，枣一枚煎，服无时。

（6）加味枳术汤

组成：枳壳、白术、紫苏茎叶、桂、陈皮、槟榔、北梗、木香、五灵脂（炒）各二分，半夏、茯苓、甘草各一分半。

用法：上以水煎，姜三片。

主治：治气为痰饮闭隔，心下坚胀，名曰气分。

5. 医案举隅

案例1

赤岸冯令八官，素饮食不知饱，但食肉必泄。忽遍身发肿，头面加多，致目亦不可开，膈满如筑，两足麻至膝而止，浑身不可见风，阴器挺长，其脉左沉，而重取不应，右三部短小，却有和滑气象。遂令单煮白术汤饮，早晨空心探而吐去之；食后白术二钱、麻黄五分、川芎半钱、防风三分作汤，下保和丸五十丸，如此者二日。因吐中得汗，通体上截为多，遂得肿宽而眼开，气顺而食进。却于前方中减麻黄、防风，加白术一钱、木通、通草各半钱，下保和丸五十丸，如此者五日而愈。（《续名医类案·肿胀》）

按语： 水肿一证，大多属于本虚标实之证。利水则恐伤正，扶正则恐助邪。朱丹溪此案中，患者肿势急剧，以头面为主，很显然为风水之证，但根据其"食肉必泄"来看，其素体脾胃不足而有积滞，故用药的程度和时机很有讲究。朱丹溪先施以探吐法，后以汗法等利水，外邪得解后即去发汗药，同时加白术以培护胃气，确保其汗、吐、利法而不伤正。

案例2

丹溪治一妇，血气俱虚，患单腹胀，因气馁不能运化，濒死，但手足面目俱肿，气尚行阳分，犹可治，遂以参、术、芎、归、白芍以敛胀，滑石、腹皮以敛气，苏、桔、卜子、陈皮以泄满，海金沙、木通利水，木香运气而愈。（《续名医类案·肿胀》）

按语：本案妇人血气俱虚，腹胀水肿。朱丹溪认为，患者手足面目俱肿，属于气尚行阳分，证尚可治，治疗宜攻补兼施，故以参、术固本，佐以行气、利水、活血之药而收功。水肿患者多数晚期均正虚邪实，朱丹溪此法可效仿。

（十六）痈疽

朱丹溪不仅熟谙内伤杂病，而且对疮疡、痈疽等外科疾病亦有很深的研究，其所著《外科精要发挥》，基于自身的认识与实践，对宋·陈自明《外科精要》进行评述，畅发外科义理与治疡心得。虽然此书已经散佚，但在朱丹溪其他著作中仍可见对痈疽疮疡诊治经验的记载。

《丹溪心法》中记载了朱丹溪对痈疽的论述，其云："痈疽因阴阳相滞而生。盖气阳也，血阴也，血行脉内，气行脉外，相并周流。寒与湿搏之，则凝泣而行迟，为不及；热与火搏之，则沸腾而行速，为太过。气得邪而郁，津液稠粘，为痰为饮，积久渗入脉中，血为之浊，此阴滞于阳也。血得邪而郁，隧道阻隔，或溢或结，积久渗出脉外，气为之乱，此阳滞于阴也。百病皆由于此，又不止于痈疽而已。"又曰："阳滞于阴，脉浮洪弦数；阴滞于阳，脉沉细弱涩。阳滞以寒治之，阴滞以热治之。"明确提出痈疽的病机为阴阳相滞，气血为乱，并且提出痈疽的临床特点和诊疗法则，阐明了痈疽的阴阳属性。

（十七）妇科诸病候

医家在临床上的某些诊疗特色往往是与其倡导的学术思想密切相关的，朱丹溪对妇人生理特点的认识及其对妇科病的诊治即是如此。由于朱丹溪倡导"阳常有余，阴常不足"，因此亦将其运用于认识妇人的生理特点和所患疾病，指导经、带、胎、产等妇科诸病的诊治。

有关对妇人生理特点的认识，朱丹溪认为，人体"阳常有余，阴常不足"，妇人也是如此。其在《格致余论·阳有余阴不足论》中云："女子十四岁而经行。是有形之后，犹有待于乳哺水谷以养，阴气始成……女子四十九岁而经断。夫以阴气之成，止供给得三十年之视听言动，已先亏矣。"他认为妇人阴血难成而易亏，指出妇人"气余血亏"的特点；并提出妇人以血为本，经、孕、产、乳皆以血为用，以致机体常常处于阴血易亏的状态。其在《丹溪治法心要》中阐述了月经产生的机理："经水，阴血也，阴必从阳，故其色红，禀火色也。上应于月，其行有常，名之曰：经为气之配，因气而行。"此可作为朱丹溪辨治月经病的理论基础。

在妇人病诊疗方面，朱丹溪亦有独到见解。《格致余论》中，有妇科的相关论述有10篇之多。朱丹溪认为，妇人"气余血亏"，"以血为用"。如《局方发挥》指出："妇人以血为主，血属阴，易于亏欠，非善调摄者不能保全也。"《丹溪心法》又云："经候不调，当以四物为主治。""凡妇人胎前诸疾，只须以四物汤为主，看证加减调治。""产后无得令虚，当大补气血为主，虽有杂症，以末治之。一切病多是血虚，皆不可发表。"以上所述，均体现了朱丹溪"阳常有余，阴常不足"的学术思想在妇科临床上的指导作用。其对于妇人病，大体分为月经病、胎孕、产后、崩漏、淋涩、转胞、带下赤白、子嗣、断胎及妇人杂病等进行诊治，重视正气，重视气血，重视痰郁病机。朱丹溪在经、带、胎、产等方面的诊疗理论和临床经验，对后世也有一定影响。

1. 月经病

（1）病因病机

朱丹溪将月经不调的病因病机概括为气血虚实几个方面，治疗时以气、血、虚、实为纲，方选四物汤加味，以养血调经为主。朱丹溪认为，月经先期属血热或是气血俱热，月经后期属血少，后期如紫黑有块者亦属血热，后期色淡者属痰多等。其对痛经诊治也有详细的记载，指出经后而痛者，为虚中有热；经水将来而痛者，为血实；临行时痛，乃是郁滞有瘀血所致。《格致余论·经水或紫或黑论》曰："经水者，阴血也……血为气之配，气热则热，气寒则寒，气升则升，气降则降，气凝则凝，气滞则滞，气清则清，气浊则浊。往往见有成块者，气之凝也；将行而痛者，气之滞也；来后作痛者，气血俱虚也；色淡者，亦虚也；错经妄行者，气之乱也；紫者，气之热也；黑者，热之甚也。

（2）辨证治疗

朱丹溪强调，当根据经色、经质、经期、病患体质等进行辨证论治。如辨经色，《丹溪治法心要》中说："淡色者，亦虚血少，而有水以混之也；错经妄行者，气之乱；紫者，气之热；黑者，热之甚也。"再如辨经期，《金匮钩玄》中说："经候过期而作痛者，乃虚中有热，所以作痛；过期乃血少也；过期，紫黑色有块，血热也，必作痛。经水不及期，血热也；经候将来而作痛者，血实也"；"肥人不及日数而多者，痰多，血虚有热。淡色过期者，乃痰多也。"辨经行腹痛，《丹溪治法心要》中说："成块者，气之凝；将行而痛者，气之滞；来后作痛者，气血俱虚。"

对月经病的治疗，朱丹溪多选用四物加减。如《丹溪心法》曰："妇人经水过期，血少也，四物加参、术；带痰，加南星、半夏、陈皮之类。经水不及期而来者，血热也，四物加黄连。过期，紫黑有块，亦血热也，必作痛，四物加香附、黄连；过期，淡色来者，痰多也，二陈加川芎、当归。过期而来，乃是血虚，宜补血，用四物加黄芪、陈皮、升麻；未及期先来，乃是气血俱热，宜凉气血，柴胡、黄芩、当归、白芍、生地黄、香附之属。经不调而血水淡血，宜补气血，参、芪、芎、归、香附、白芍。腹痛，加胶珠、艾叶、玄胡索。经候过而作痛者，乃虚中有热，所以作痛；经水将来作痛者，血实也，四物加桃仁、黄连、香附；临行时腰疼腹痛，乃是郁滞，有瘀血，宜四物加红花、桃仁、莪术、玄胡索、香附、木香。发热，加黄芩、柴胡。紫色成块者，热也，四物加黄连、柴胡之类。"其辨证极细致精妙，灵活变通，可为诊疗月经不调临证之参考。

同时，其根据妇人体质辨证，认为"肥胖饮食过度之人，而经水不调者，乃是湿痰"，在诊治肥人经水不调时应注意"痰"的因素。如《丹溪心法》中说："痰多占住血海地位，因而下多者，目必渐昏。肥人如此，用南星、苍术、川芎、香附，作丸子服之。肥人不及日数而多者，痰多血虚有热，亦用前丸，药中更加黄连、白术丸服。"

在治疗方面，治血虚所致经来后期者，用四物汤加参、术；血枯而致经闭者，治以四物汤加桃仁、红花；治疗肥人经闭者，以导痰汤加黄连、川芎；血瘀而致的经行量少，或胀或痛、四肢疼痛者，治用四物汤加延胡索、没药、白芷等。此外，还创制了交加地黄丸、当归散、通经丸、红花当归散等方剂。朱丹溪对于月经病的治疗，以气血虚实为纲进行辨证，对后世诊治月经病亦有启示。

治疗痛经方面，朱丹溪认为经行腹痛当分虚实两端。其中，气滞血实而致经来作痛者，治用四物汤加桃仁、黄连、香附；临经来时肚痛者，四物汤加陈皮、延胡索、牡丹皮、甘草。痛甚者，豆淋酒；痛缓者，童便煮莎，入炒条芩末为丸。以上可供临床参考。

（3）方剂

①四物汤

组成：当归、川芎、芍药、熟地黄各等份。

用法：水煎服。

主治：冲任虚损，月水不调，脐腹疠痛。

加减：若经候微少，渐渐不通，手足烦疼，渐瘦，生潮热，脉微数，本方去地黄、芎，加泽兰叶三倍，甘草半分。经候过多，本方去熟地黄，加生地黄，或只加黄芩、白术。经行身热，脉数，头昏，本方加柴胡、黄芩。经行微少，或胀或疼，四肢疼痛，加延胡、没药、白芷与本方等，淡醋汤调下末子。经候不调，心腹疠痛，只用芎、归二味，名君臣散。气冲经脉，故月事频并，脐下多痛，加芍药。经欲行，脐腹绞痛，加玄胡、槟榔、苦楝，炒木香减半。经水涩少，加葵花、红花。经水适来适断，或有往来寒热，先宜服小柴胡汤，后以四物和之。经候过而作痛，血气俱虚也，宜本方对四君子汤服之。

②《丹溪心法》治经水过多方

组成：黄芩（炒）、白芍（炒）、龟板（炙）各一两，黄柏（炒）三钱，椿树根皮七钱半，香附子二钱半。

用法：上为末，酒糊丸。空心温酒或白汤下，五十丸。

主治：经水过多。

③《丹溪心法》治积痰伤经不行方

组成：瓜蒌子一两，黄连半两，吴茱萸十粒，桃仁五十个，红曲二钱，砂仁三两。

用法：上为末，生姜汁化炊饼为丸桐子大。服百丸，空心。

主治：积痰伤经不行，夜则妄语。

④《丹溪心法》治一切瘀血为痛方

组成：香附（醋煮）四两，瓦楞子（煅，醋煮一昼夜）二两，桃仁二两，牡丹皮、大黄（熟蒸）、当归各一两，川芎、红花各半两。

用法：上为末，蒸饼丸如桐子大。空心温酒下，三五十丸。

主治：一切瘀血为痛。

⑤《丹溪心法》治经事过期不行方

组成：玄胡索一钱，香附、枳壳、各半钱。

用法：上为末，杜牛膝捣汁半盅，空心调服。

主治：经事过期不行。

⑥交加地黄丸

组成：生地黄一斤，老生姜一斤，玄胡索、当归、川芎、白芍各二两，没药、木香各一两，桃仁（去皮尖）、人参各一两半，香附子半斤。

用法：上先将地黄、生姜各捣汁，以姜汁浸地黄渣，地黄汁浸生姜渣，皆以汁尽为度，次将余药为末，共作一处，日干，同为末，醋糊丸如桐子大。空心服五十丸，姜汤下。

主治：经水不调，血块气痞，肚腹疼痛。

⑦当归散

组成：当归、穿山甲（灰炒）、蒲黄（炒）各半两，辰砂一钱，麝香少许。

用法：上为末。酒调服二钱。

主治：经脉不通。

⑧琥珀散

组成：台乌二两，当归、莪术各一两。

用法：上为末。空心温酒调二钱，以食压之。产后诸疾，炒姜酒调下。

主治：月水不通，心膈迷闷，腹脏撮痛。

⑨通经丸

组成：川椒（炒）、莪术、干漆（炒烟尽）、当归、青皮、干姜、大黄（煨）、桃仁（去皮尖，炒）、川乌（炮）、桂心各等份。

主治：妇人室女经候不通，脐腹疼痛，或成血瘕。

用法：上为末，将一半用米醋熬成膏子，和余药成剂，臼中杵之，丸如桐子，阴干。每服三五十丸，醋汤下。

⑩红花当归散

组成：红花、当归尾、紫葳（即凌霄花）、牛膝、甘草（炙）、苏木各三两，白芷、桂心各一两半，赤芍（九两），刘寄奴（五两）。

主治：治妇人血脏虚竭，或积瘀血，经候不行，时作痛腰胯重疼，小腹坚硬，及室女经水不行。

用法：上为末。空心热酒调三钱服。一名凌霄花散。

（4）医案举隅

一妇年二十余，形肥痞塞不食，每日卧至未，饮薄粥盏，粥后必吐水半碗，乃复卧，经不通三月矣。前番通时黑色，脉辰时寸关滑有力，午后关滑，寸则否。询之因乘怒饮食而然。遂以白术一两五钱，厚朴、黄连、枳实各一两，半夏、茯苓、陈皮、山楂、人参、滑石各八钱，砂仁、香附、桃仁各五钱，红花二钱，分作十帖，每日服一帖，各入姜汁一蛤壳。间三日，以神佑丸、神秘沉香丸微下之。至十二日，吐止，食渐进，四十日平复如故。（《名医类案·经水》）

按语：此案患者形肥，《古今医案按》评说此案："震按饮薄粥一碗，必吐水半碗，卧不能起，将认作大虚证矣，其辨在于痞塞及经停之前虽通而黑色也。此内火食积，郁成湿热，上则饮停，下则瘀阻，实证似虚耳。辰时寸关脉滑有力者，辰为气血注胃之时，胃满甚而连及上焦，午后惟关滑，独显胃实之象矣。方主消痰消食破气活血，加黄连、滑石以清湿热，仍兼人参以鼓舞胃气，使诸药得行其疏通之力，再佐姜汁之辛以开道路，又治呕吐。此真纪律之师，有胜无败者也。然犹有病深药浅之虑，隔三日，以二丸微下，则直捣贼巢，病根可拔矣。细读之，可得朱丹溪诊治之精髓。

2. 崩漏

（1）病因病机

关于崩漏的病因病机，《丹溪心法·崩漏》曰："夫妇人崩中者，由脏腑伤损，冲任二脉血气俱虚故也。二脉为经脉之海，血气之行，外循经络，内荣脏腑。若气血调适，经下依时。若劳动过极，脏腑俱伤，冲任之气虚不能约制其经血，故忽然而下，谓之崩中暴下。"认为崩漏乃脏腑伤损，冲任二脉血气俱虚之故。对于李东垣所云"崩漏"主于寒，朱丹溪不以为然，认为"崩之为病，乃血之大下，岂可为寒"，强调崩漏属于冲任之气虚所致。

（2）辨证治疗

朱丹溪认为，血去后其人必虚，应治宜"当大补气血之药，举养脾胃，微加镇坠心火之药治其心，补阴泻阳，经自止矣"。此外，他还提出"急则治其标"，以白芷汤调百草霜，或甚者可用棕榈皮灰来止血，而后再根据其气虚、血虚、寒热等不同情况，以四物汤加减治疗。如《丹溪心法》曰："急则治其标，用白芷汤调百草霜末，甚者用棕榈灰，后用四物汤加炒干姜调理。因劳者，用参芪带升补药；因寒者，用干姜；因热者，黄芩；崩过多者，先用五灵脂末一服，当分寒热。盖五灵脂能行能止，紫色成块者热，以四物汤加黄连之类。"又曰："气虚血虚者，皆以四物汤加参、芪。漏下乃热而虚，四物加黄连。"此外，也可选用香附白芷丸等治疗；或用椒目末、白芷、石灰炒去灰为末，茜草少许，粥丸服治疗崩中白带；或以酒调服生狗头骨烧灰、五灵脂半生半炒为末酒调服、韭菜汁等治疗崩中与经血逆行，或吐血，或唾血等。

3. 产前调治

关于产前调治，朱丹溪提出产前当清热养血。如《丹溪心法》论《金匮》当归散时说："妇人有孕则碍脾运，运化迟而生湿，湿而生热则碍脾运。"故认为，胎前血虚夹热为重要病机之一，治疗应以"养血清热"为主。同时强调，"产前安胎，白术、黄芩为妙药也"；"条芩，安胎圣药也。俗人不知，以为寒而不用，反谓湿热之药可养胎，殊不知产前宜清热，令血循经而不妄行，故能养胎"。由此可见，其强调白术、黄芩健脾养血、清热安胎之功，奉其为安胎圣药，此经验一直沿用至今。此外，朱丹溪认为，胎堕的发生与"血气虚损，不足荣养；或劳怒伤情，内火便动"有关。究其本源，皆因为热，故主张采用健脾清热之法，并强调治疗时"曰热曰虚，当分轻重"。

对于转胞之病，朱丹溪在《格致余论·胎自堕论》中说："转胞病，胎妇之禀受弱者，忧闷多者，性急躁者，食味厚者，大率有之。古方皆用滑利疏导药，鲜有应效。因思胞为胎所堕，展在一边，胞系了戾不通者，胎若举起，悬在中央，胞系得疏，水道自行，然胎之坠下，必有其由。"经过临床的长期观察，朱丹溪认为转胞的发生与孕妇禀赋较弱，兼有忧闷或急躁，或饮食肥甘厚味有关，反对应用滑利疏导之品，而强调应该升托举胎，则水道自行，总结了一套行之有效的治疗方法。其以服药探吐的方法，治疗妊娠小便不通，可谓颇具特色。如若尿闭病情危急，则采用阴道内托胎减压的方法，与服补药配合使用，体现了标本兼顾、内外结合的治疗原则。

同时，朱丹溪还对不孕症的治疗提出独到的见解，认为治疗不孕妇女当区分不同的体质。如肥盛妇人不能孕育，是由于身中脂膜闭塞子宫，应用导痰汤治疗；而瘦怯妇人不能孕育，是由于子宫无血，精气不聚所致，当用四物汤等养血养阴之药。上述这一病机认识，对后世诊治不孕症有一定启发。此外，朱丹溪对于胎漏、恶阻、子肿、难产等，也均有其独到的见解和临床诊疗经验。

《丹溪心法·水肿》还同时论述了妊娠水肿病的临床表现和病机："胎水证，凡妇人宿有风寒冷湿，妊娠喜脚肿，亦有通身肿满，心腹急胀，名曰胎水。"

4. 产后病

关于产后调治和产后常见病，《丹溪心法》中列有"产后"专论，认为"产后无得令虚，当大补气血为先，虽有杂症，以末治之"，提出"产后有病，宜先顾正气"的原则。如产后血晕，因虚火载血上行，用鹿角烧灰与好酒及童便送下。产后中风，应大补气血，不可作风治，并要兼顾"痰"的因素。产后水肿，必用大补气血为主，少佐苍术、茯苓，使水自利。产后大发热，必用干姜。关于产后发热恶寒，认为皆非有余之热，属阴虚生内热，故以补阴药大剂服之。如恶寒发热腹痛者，当去恶血。对产后乳汁不行，则以"通草、木通、猪蹄煎服"，采用通络与补血并用之法。若产后无子食乳，乳房胀痛结块，提出"无子当消，用麦蘗二两，炒研细末，清汤调下"，简便验廉，至今为乳妇回乳的首选方剂。

朱丹溪认为，瘀血滞留是新产致病的重要病机之一。其对产后瘀血留滞者，首重活血消瘀，方用血竭、没药、滑石，或用血竭、五灵脂为末。另有五灵脂、香附为末，以治产后恶露不尽、少腹作痛。还以单味五灵脂为末，酒或姜汤送服，以治产后血晕、昏迷不醒、冲心闷绝者，皆取其理血消瘀之功。

《格致余论》中有"难产胞损淋漓论"，其中记有验案一例："曾见因收生者不谨，损破产妇尿脬（膀胱），致病淋漓，遂成废疾。一日有徐妇，年壮得此，因思肌肉破损，在外者可补完，胞虽在腹，恐亦可治。遂诊其脉，虚甚。余曰难产之由，多是气虚，难产之后气血尤虚。试与峻补，因以参、芪为君，芎、归为臣，桃仁、陈皮、茯苓为佐，煎以猪、羊胞中汤，极饥时饮之，至一月而安。盖令气血骤长，其胞自完，恐稍迟缓，亦难成功。"
这一精辟见解和宝贵经验，为后世治疗本病提供了借鉴。但其同时告诫，
产后不可过于滋补，妄用热药。朱丹溪还创制了适合于气血不足、胎气不
调之孕妇顺产的达生散，建议于孕第8、9个月时服用。达生散，药用黄芩、
人参、白术、滑石、枳壳、黄杨头、香附米、陈皮、甘草、大腹皮、紫苏、
白芍药等。其加减使用情况为："春加川芎，气虚倍参、术，气实倍香附、
陈皮，血虚倍当归、地黄，形实倍紫苏，性急倍黄连，热多倍黄芩，湿痰
倍滑石加半夏，食积倍加山楂，食后易饥倍黄杨头，有热加芩，夏亦加之，
有痰加半夏，腹痛加木香、官桂，监以黄芩，冬月不用芩。"（《丹溪心法》）

5. 带下病

关于带下病的诊治，朱丹溪认为赤属血，白属气，治疗应以燥湿为先；
同时指出，漏与带皆属于胃中痰积流下，渗入膀胱，治可上取，用吐法及
升提中气法，下用二陈汤加苍术、白术等。其治法别出心裁，独具一格。
此外，朱丹溪还指出带下病的诊治要分别体质，肥人多是湿痰，而瘦人多
为热，治应各有侧重。

6. 医案举隅

以下节选数则朱丹溪妇科病案，其中可见朱丹溪妇科临床诊治之精妙。
以下医案反映出朱丹溪医术精湛，学识渊博；诊病洞察全面，辨证病机准
确，治病求本；谨守病机，各施其治，治疗手段多样，内、外治疗配合得
当，正中疾病要害，并不拘前人旧说，敢于创新，取得神效，至今仍对妇
科临床有很大的启迪作用。

案例 1

一妇人年四十，怀妊九个月转胞，小便不出三日矣。下脚急肿，不堪
存活，其脉悴，右涩而左稍和，盖由鲍食，而气伤胎系，弱不能自举，而
下遂压着膀胱，转在一偏，气急为其所闭，所以窍不能出也。转胞之病，

大率如此，予遂制一方补血养气，既正胎系自举而不坠，方有可安之理。用人参、当归身尾、白芍药、白术、带白陈皮、炙甘草、半夏、生姜，浓煎汤，与四帖，至次早天明，以四帖药滓作一服煎，强令顿饮之，探喉令吐此药汤，小便大通黑水后，遂以此方加大腹皮、枳壳、青葱叶、缩砂仁，作二十帖与之，以防产前、产后之虚，果得就蓐平安，产后亦健。(《丹溪治法心要》)

按语： 转胞多指妊娠小便不通，即孕妇因胎压迫膀胱，出现下腹胀而微痛，并见小便不通的一种病证。本病多与中气不足有关，发生在妊娠晚期。本案中，朱丹溪认为，孕妇禀赋较弱，兼之食味较厚，气血虚弱不能举胎，气伤胎系，胎重下坠，压迫膀胱下口而发转胞。故以人参、当归补血养气，陈皮、白术、半夏健脾燥湿安胎。其以服药探吐的方法治疗妊娠小便不通，可谓颇具特色。吐后继服该方，同时加入大腹皮、枳壳行气利水，砂仁温中补虚安胎，避免孕妇因禀赋不足导致产前产后之虚。病情重则先服浓煎的益气补血之品以举陷利水，再配合探咽喉，使胃气上逆，冲气随胃气上逆则升举胞胎，膀胱下口开则尿大通。此案丹溪审证求因，灵活施治，收效甚捷。

案例 2

一日吴宅宠人患此，脉之两手似涩，重取则弦，然左手稍和。余曰：此得之忧患，涩为血少气多，弦为有饮，血少则胞弱而不能自举，气多有饮，中焦不清而溢，则胞之所避而就下故坠。遂以四物汤加参、术、半夏、陈皮、生甘草、生姜，空心饮，随以指探喉中，吐出药汁。俟少顷气定，又与一帖，次早亦然，如是与八帖而安。此法未为的确，恐偶中耳！后又历用数人亦效，未知果如何耶。(《格致余论·胎妇转胞病论》)

按语： 本案患者，除禀赋血少气弱之外，复因情绪忧患，而导致胎不能自举。朱丹溪辨此案为血少气多有饮之证，以四物汤加党参、白术、半夏、陈皮、生甘草、生姜。其中，四物汤养血补血，复加人参、白术补气健脾，半夏、陈皮健脾燥湿。采用喉中探吐之法，是为下病上取。此实为出奇制胜，治法工巧。

朱丹溪认为，转胞为气血虚弱不能举胎，胎重下坠，压迫膀胱下口所致。但病情轻重缓急各异，所以具体治法有所不同。当今在没有导尿条件的情况下，仍可以采用此法。即使用导尿法治其标，还必须效朱丹溪之法辨证而治其本，疾病才能痊愈。

案例 3

昔者一妇但有孕至三月左右必堕，诊其左手大而无力，重取则涩，知其血少也。以其少年，只补中气，使血自荣。时正初夏，教以浓煎白术汤下黄芩末一钱，服三四十帖遂得保全其生（单用白术补中，以荣出中焦，土生万物也）。因而思之，堕因内热，而虚者为多，曰热曰虚，当分轻重。盖孕至三月，正属相火，所以易堕，不然何以黄芩、熟艾（熟艾性温，亦助相火，若果有热，或恐不宜）、阿胶等为安胎圣药耶（好生之工，幸毋轻视）。（《丹溪治法心要》）

按语： 朱丹溪在《格致余论·胎自堕论》中说："阳施阴化，胎孕乃成。血气虚损不荣养，其胎自堕。或劳怒伤情，内火便动，亦能自堕。推原其本，皆因热火消物，造化自然，《病源》乃谓风冷伤于子脏而堕，此未得病情者也。"认为妇人胎自堕多属"血气虚损"及"内火妄动"，强调"白术、黄芩、艾叶、阿胶"等为安胎圣药，对后世诊疗滑胎有很重要的参考价值。

案例 4

世之难产者，往往见于郁闷、安逸、富贵奉养之人，贫贱者鲜有之。古方瘦胎饮一方恐非至论。予族妹，苦于难产，遇胎则触去之，予甚悯焉。视其形肥，而动于女工，知其气虚久坐，气不运而愈弱。儿在胞胎，因母气虚，不能自运耳。当补其母之气，则儿健易产。令其有孕至五六个月来告，遂于《大全良方》紫苏饮加补气药与之数十帖，因得男甚快。因以此方，随母之性禀与时令加减，服者无不应，临蓐时不觉痛，产母亦无病，因名其方曰达生散云。（《丹溪治法心要》）

按语：朱丹溪认为，孕妇在孕期或情怀忧惧，或久坐久卧，或素体气血虚弱等，均可能因气血运行无力而致胎儿不能顺利娩出。在本案中，难产是由因患者自身较为肥胖，气虚久坐，导致气郁滞而气愈虚，临床上此类难产较为常见，可以通过产前中药治疗而获得良好的临床效果。朱丹溪主张补益气血，用补气药佐以行气活血之紫苏饮加味，并且应在妊娠五六个月时预防性服药；同时，根据患者的体质和时令予以加减化裁，则产妇在临产时可顺利生产，所以此方被朱丹溪命名为"达生散"，为后世沿用至今。

（十八）儿科诸病候

朱丹溪对于儿科疾病亦为所长，《丹溪心法·卷五》有专篇论及儿科，《金匮钩玄》中有 21 门论述小儿之生理及病变，但大多内容简略，现存医案也不多见，故简要介绍如下。

1. 小儿的生理特点及喂养

《格致余论·慈幼论》曰："人生十六岁以前，血气俱盛，如日方升，如月将圆，惟阴长不足，肠胃尚脆而窄，养之之道，不可不谨。"还指出小儿的生理特点为"肝只有余，肾尚不足""脾常不足"。关于小儿的喂养方法，涉及小儿的日常穿衣、饮食起居、乳母等诸多方面。如关于小儿穿衣，指出："盖下体主阴，得寒凉则阴易长，得温暖则阴暗消。是以下体不与帛绢夹厚温暖之服，恐妨阴气，实为确论。"在小儿饮食方面，指出小儿"血气俱盛，食物易消，故食无时"。因小儿发育尚未完全，胃肠功能薄弱，应禁食发热难化之物。《格致余论·慈幼论》曰："然肠胃尚脆而窄，若稠粘干硬，酸咸甜辣，一切鱼肉、木果、湿面、烧炙、煨炒，但是发热难化之物，皆宜禁绝。"朱丹溪还提到，可给小儿吃生栗、干柿、熟菜、白粥等，以助养阴，"且不纵口，可以养德"。但同时告诫说："栗大补，柿大涩，俱为难化，亦宜少与。"在小儿教育方面，指出小儿不宜娇惯，不能因心疼小儿啼哭而无条件地满足小儿的要求。其曰："妇人无知，惟务姑息，畏其啼哭，无所不与。积成痼疾，虽悔何及！"并认为"所以富贵骄养，有子多病，迨至成人，筋骨柔弱，有疾则不能忌口以自养，居丧则不能食素以尽礼，小节不谨，大义亦亏"。而且，朱丹溪认为应注意对小儿德性的培养，这是关系到小儿身心健康的大事。如《格致余论》指出："夫饮食之择，犹是小可。乳母禀受之厚薄，情性之缓急，骨相之坚脆，德行之善恶，儿能速肖，尤为关系。"

2. 小儿发病与母体密切相关

朱丹溪认为，小儿发病与母体环境密切相关。《格致余论》尤其强调了母亲在哺乳期应注意的具体事宜，指出母亲的情绪和饮食习惯会影响乳汁的分泌，从而影响乳儿的健康，可能导致口糜、惊搐、夜啼、腹痛等病证。其曰："至于乳子之母，尤宜谨节。饮食下咽，乳汁便通。情欲动中，乳脉便应。病气到乳，汁必凝滞，儿得此乳，疾病立至。不吐则泻，不疮则热。或为口糜，或为惊搐，或为夜啼，或为腹痛。病之初来，其溺必甚少，便须询问，随证调治。母安亦安，可消患于未形也。"

朱丹溪认为诊疗儿科疾病时，除对小儿的观察外，更应重视小儿在胎孕时期的状态和经历，指出："古之胎教，具在方册，愚不必赘。若夫胎孕致病，事起茫昧，人多玩忽，医所不知。"又曰："儿之在胎，与母同体，得热则俱热，得寒则俱寒，病则俱病，安则俱安。母之饮食起居，尤当慎密。"并且首次明确提出"胎毒"之说。其曰："凡一岁以下有病者，多是胎毒，并宜解毒为急。"朱丹溪认为儿科疾病中，尤其是传染病的发生，与"胎毒"有着密切的关系，言"疹痘皆胎毒所发"，又言"凡小儿有病皆热"。《格致余论》记载有朱丹溪诊治其次女的病案：因母体有热，孕时又恰逢夏季暑热天气，没有及时遵医嘱服用四物加黄芩、陈皮、生甘草、木通以养血清热，后其子2岁生疮，后患痎疟。朱丹溪感慨地说："若于孕时确守前方，何病之有？"书中还记载两例，一例头疮，系其母孕时喜食辛辣热物，一例8岁得痫病，系胎中受惊，均提示母体对于胎儿生长和小儿发育的重要性。

3. 儿科常见病证诊治

朱丹溪基于"阳常有余，阴常不足"的思想，认为小儿的发病特点为"肝常有余，肾常不足"，指出小儿诸病也应注重养阴，并指出六味地黄丸立意极好。其对儿科阴虚体质及热病伤阴者采用滋阴方法治疗，具有一定的学术影响。

对于儿科诸病候的诊治，朱丹溪均有较为精辟的论述。如小儿急慢惊风，认为可用涌吐法治之，使用重剂瓜蒂散；轻者可用苦参、赤小豆末等。但其具体指出，急惊风属热痰，当吐泻之；慢惊风为脾虚，应先实脾土，后散风邪，可用朱砂安神丸。如小儿食积，认为多属湿热食积，痰热伤乳，病在肝与脾。同时，介绍了一种小儿预防疾病的方法，新生儿可在初次喂乳之前，给予火上炙熟的甘草熬水，用新棉蘸滴于新生儿口中，片刻则吐痰及瘀血，再给予正常喂养，长大后则健康无病。此外，书中还介绍了小儿患疳病者所使用的五积丸、肥儿丸、集胜丸、大芦荟丸等，有些方剂沿用至今。对于小儿夜啼，认为属邪热乘心，用钩藤散治疗。小儿痢疾，应用黄连、黄芩、陈皮、甘草治疗；此病与食积有关者，用木香槟榔丸之类。朱丹溪对钱乙的临床经验十分推崇，在论及夏月小儿吐泻时，其云："用益元散，钱氏五补、五泻之药俱可用。"对于小儿腹痛，认为多因邪正交争，与脏气相击所致，主要根据望诊所见辨证施治。如夹热作痛者，临床应表现为面赤、壮热、四肢烦、手足心热，用四顺清凉饮加青皮、枳壳；夹冷作痛者，可见面色白或青，冷甚则面色黯黑、唇爪甲皆青，可用指迷七气汤；冷热不调者，用桔梗枳壳汤加青皮、陈皮、木香、当归。

4. 医案举隅

案例 1

东阳张进士次子二岁，满头有疮，一日疮忽自平，遂患痰喘。予视之曰：此胎毒也，慎勿与解利药。众皆愕然。予又曰：乃母孕时所喜何物？张曰：辛辣热物是其所喜。因口授一方，用人参、连翘、芎、连、生甘草、陈皮、芍药、木通浓煎，沸汤入竹沥与之，数日而安。或曰：何以知之？曰：见其精神昏倦，病受得深，决无外感，非胎毒而何？（《格致余论》）

案例 2

予之次女，形瘦性急，体本有热，怀孕三月，适当夏暑口渴思水，时发小热，遂教以四物汤加黄芩、陈皮、生甘草、木通，因懒于煎煮，数帖而止。其后，此子二岁，疮痍遍身，忽一日其疮顿愈，数日遂成痎疟。予曰：此胎毒也，疮若再作，病必自安。已而果然。若于孕时确守前方，何病之有？（《格致余论》）

案例 3

又陈氏女八岁时得痫病，遇阴雨则作，遇惊亦作，口出涎沫，声如羊鸣。予视之曰：如胎受惊也。其病深痼，调治半年，病亦可安，仍须淡味以佐药功。与烧丹元，继以四物汤入黄连，随时令加减，半年而安。（《格致余论》）

按语：此三案均出自《格致余论·慈幼论》。凡在《格致余论》中所举案例，大都论述较为详细，意在阐明临证思路和学术观点。朱丹溪在本书中提出"胎毒"的概念。举前二案旨在说明母体在孕期的饮食习惯影响小儿出生后的体质及所患疾病的性质，临证时要综合考虑，这对临床上婴儿期的相关疾病诊疗有指导意义。这在当时教导人们注意母婴健康，思想是非常先进的。第三案中，患儿为小儿癫痫，病情较重，遇阴雨则发作，朱丹溪也认为此证与"胎中受惊"有关，说明其重视母体孕期保健的思想。

朱丹溪

后世影响

一、历代评价

　　朱丹溪作为金元四大家之一，他善于博采众长，融汇新知，以临床实践作为根基，创立"丹溪学派"，得到了后世医家高度的赞誉和评价。如明代医家方广说："求其可以为万世法者，张长沙外感，李东垣内伤，刘河间热证，朱丹溪杂病，数者而已。然而丹溪实又贯通乎诸君子，尤号集医道之大成者也。"（《丹溪心法附余》序）所谓朱丹溪"贯通乎诸君子"，是因为其"阳有余阴不足论"是对刘完素之火热论、李东垣之脾胃论的发挥；而其强调既不可妄攻，又不能蛮补，又是对张从正、李东垣学说的补充。历代对于丹溪的评价褒贬不一，对于他提出的"阳常有余，阴常不足"论，后人也有持不同看法，如张介宾就认为朱丹溪之说有失偏颇，指出其临床诊疗过于偏执滋阴降火。其云："丹溪之言火多者，谓热药能杀人。而余察其为寒多者，则但见寒药之杀人耳。"但纵观历代医家对朱丹溪之评价，仍以肯定和褒奖为主。

　　历代医家中，除丹溪弟子以外，新安学派医家也对丹溪之学推崇备至，奉为经典，而形成"新安学派"。他们对丹溪评价甚高。如明·程充重订《丹溪心法》，对丹溪学说进行一次大整理；明代汪谓认为，"病当滋润，治法当从丹溪"，此说对其子汪机亦有影响；明代徐春圃在北京建立我国最早的医学组织"一体堂宅仁医会"，在医会《规鉴》中提出"杂病规朱彦修"；明代著名医家孙一奎盛赞丹溪，认为其"认病最真，投剂最确"；明末程敬通攻读医书十年，对丹溪治杂病甚为折服；清代程国彭也说，"于阴虚之内伤，朱丹溪从而广之"；清代汪文绮也推崇"阳有余阴不足论"，渊源于丹溪；吴澄主张“用丹溪法莫缓”。如此等等，可见后世医家对丹溪学术是极为推崇的，并将其不断地发扬光大。

历代中反对丹溪之说者，以明代张景岳最为突出。景岳提倡“阳常不足，阴本无余”论。其云：“金元以来，为当世之所总范者，无如河间、丹溪矣，而且各执偏见，左说盛行，遂致医道失中者，迄今四百余年矣。”不仅张景岳，明代以来也有很多医家对其理论提出质疑。如近代姜春华认为，朱丹溪所指的阴，实指人体生殖之精，而非指人整体阴阳之阴。事实上在“阳有余阴不足论”中，除了以天地、日月来说明人体阴阳盛衰以外，其中大部分内容是告诫人们应该节欲。其“养阴之论”似为“节欲之论”。所以，也可以认为朱丹溪此说并不是刻意指人体之阴阳而言，后世对其理解似有偏颇。至于朱丹溪与张景岳之争，从理论角度来讲，朱丹溪似乎忽略了阴阳之间互根互用的关系，将阴与阳过于割裂开来。张景岳曾评价：“丹溪但知精血皆属阴，故曰阴常不足，而不知所以生精血者，先由此阳气。倘精血之不足，又安能阳气之有余？由此虑之，何不曰难成易亏之阳气，而反曰难成易亏之阴气是何异，但知有母而不知有父者乎？”两者其实是从不同角度对人体阴阳状态进行阐发，其说各有千秋。而后世对朱丹溪的质疑，一方面与后世对朱丹溪学说的误解有关，另一方面和当时朱丹溪力纠《局方》之弊有关。其实，朱丹溪在临床诊疗中，也并非一味地强调滋阴降火，而是寒热虚实、气血痰郁综合考虑的。在理解朱丹溪此说的同时，应考虑到朱丹溪学说是在其理学思想基础上产生的，并不意味着人体的阴阳状态确实如此。

而且，张景岳在《景岳全书》中对于《局方发挥》也提出了不同意见。他认为《局方》之中也有以寒治热的方剂，而朱丹溪所倡导的寒凉药物亦能杀人，《四库全书总目提要》则说：“明以来沿其波者往往用黄柏戕伤元气，介宾鉴其末流，故惟以益火为宗，掊击刘朱不遗余力。”此说较为公允。其实从朱丹溪著作中可以看到对其诊疗经验的记载，完全看不出其偏颇之处，所有病证各按具体情况采用相应方剂，温热辛燥药亦皆采用，对某些病证且力戒寒凉。由此可见，朱丹溪的历史作用之一就是动摇了当时《局方》在医界的主导地位，强调了中医辨证论治的原则，为明清时期中医学的繁荣开辟了道路。正如《四库全书总目提要》所说："震亨《局方发挥》出而医学始一变也。"

本书列历代医家对朱丹溪的评价如下。

宋濂评价朱丹溪之代表著作《格致余论》曰："濂窃受而读之，见其立言深察证详，未尝不叹君用志之勤也。盖当大观之方盛行，世之人乌知有所谓《内经》之学，君独能崎岖数十百里，必欲求师而受其说，虽险阻艰难，更婴迭挫，曾不为之少动，所以卒能成其学，向使君之志稍变焉。乌有今日哉。传曰：用志不分，其道乃成，殆君之谓矣！君之此书，其有功于生民者甚大，宜与三家所著并传于世，故濂得备书传学用功之所自于篇端，其见君之自序者，因不暇及也。君名震亨，字彦修，许文懿公之高第弟子，公讲学人华山，时君即从之游，而闻道最先，刚明正直，不可干私，其安贫守道，虽古君子弗过也。而医又特其一事云，至正七年冬十有一月日南至，金华宋濂书于浦阳东明山中。"（《中国医籍考》）

《四库全书总目提要》曰："《格致余论》一卷，元朱震亨撰。震亨，字彦修，金华人，受业于罗知悌，得刘守真之传，其说谓阳易动阴易亏，独重滋阴降火，创为阳常有余、阴常不足之论，张介宾等攻之不遗余力。然震亨意主补益，故谆谆以饮食色欲为箴，所立补阴诸丸，亦多奇效。孙一奎《医旨绪余》云，丹溪生当承平，见人多酗酒纵欲，精竭火炽，复用刚剂，以至于毙，因为此救时之说，后人不察，遂以寒凉杀人，此不善学丹溪者也。其说可谓平允矣！是编前有序云，古人以医为吾儒格物致知之一事，故特以是名书。盖震亨本儒者，受业于许谦之门，学医特其余事，乃性之所近，竟不以儒名，而以医名。然究较方伎者流，为能明其理，故其言如是。戴良《九灵山房集》有丹溪翁传，叙其始末甚详云。"(《中国医籍考》)

清·喻昌评《脉因证治》曰："朱丹溪《脉因证治》一书，先论脉，次因，次证，后乃论证，其书即不行，而心法一书，群方错杂，则共宗之。"(《寓意草》)

陈乾阳序略《丹溪手镜》曰："丹溪先生之书，为世所诵习，如《格致余论》《局方发挥》《伤寒辨疑》《本草衍义补遗》等集，以列于张刘诸大家，毋或敢置喙矣！独《手镜》一帙，为先生所秘惜，左右行游，常挟与俱，不轻以示人，迄今垂三百年，海内之急，欲一见之，不啻如长桑阳庆所称禁方而不可得，以为殆非人间有也。不佞尝为言明府吴公，乃得之于其后裔，神物之出，岂有其候耶？先生之后，兴废者数矣。然皆徒秘其书，相戒毋泄，而不能有所表章，故亦时有鱼豕之憾，公于是为一一考正，而命剞劂以广之，不佞阳获卒业焉。其文简质，而旨奥衍，其洞人之脏腑阴阳，而为之剂，往往于单辞片语，辄能奇中。然大要渊源于黄帝语，非素问弗道也。"(《丹溪手镜》)

《四库全书总目提要》评《金匮钩玄》曰："震亨以补阴为宗，实开直补真水之先，其以郁治病，亦妙阐《内经》之旨，开诸家无穷之悟，虽所用黄柏知母不如后人之用六味丸直达本原，所制越鞠丸亦不及后人之用逍遥散和平无弊。然筚路蓝缕，究以震亨为首庸，是书词旨简明，不愧钩元之目。"(《中国医籍考》)

明·方广曰："窃惟斯道肇自轩岐，迄汉而下，代不乏贤，求其可以为万世法者，张长沙外感，李东垣内伤，刘河间热证，朱丹溪杂病数者而已。然而丹溪实又贯通乎诸君子，尤号集医道之大成者也。先生既没，而其遗书，则有丹溪心法传于世，盖其术至精，故其为言至切，实保命之良规，

济人之妙诀也。(《丹溪心法》)

二、学派传承

有关学派一说，任应秋云："凡一学派之成立，必有其内在联系，否则，便无学派可言。"所谓内在联系，一者，师门授受，或亲炙或私淑，各承其说而光大之；一者，学术见解不一致，各张其说，影响于人。这是说，凡一学派之成立，必须具备如下因素：其一，师承授受，继承前师之说；其二，在前师指导下，有新的学术观点；其三，对后世医学发展有相当影响。而且，并非某个医学家就只隶属于一个学派。拿朱丹溪来说，根据其学承经历和主要的学术思想，我们亦可说，他既属于河间学派，也属于易水学派，同时，又是丹溪学派的创始人。

（一）丹溪学派的形成

丹溪学派的形成受到时代因素、丹溪个人经历、理学影响、师传熏陶等诸多方面的影响。从元泰年间丹溪学成归乡，诸医相率为其弟子，开始形成了丹溪学派，直至明代中后期，尊崇丹溪推行其说者不绝于世，学派绵延300多年，在学术史上产生了久远的影响。丹溪所处的时代和社会背景决定了其学术思想的形成。朱丹溪本人生活在元朝相对太平的年代，对其从事临床和理论的研究有很好的条件；而且，当时程朱理学的盛行，为医学的发展提供了非常丰富的给养。

丹溪之后，众弟子都出身世家大族，有诗书传家的文化传统与良好的文化素养。丹溪本人为儒而兼医者，侧身儒林；戴、赵两姓为诗礼世家；王履学究天人，文章冠世，极探医源，直穷奥妙；徐彦纯、王顺、王宾等为"儒而兼医"者。因此，丹溪学派众多成员具有极高的文化素养。据不完全统计，丹溪亲著及冠名丹溪的著作即有44种之多，所有这些都为丹溪学说和丹溪学派的形成提供了非常良好的条件。

再者，丹溪弟子众多，宋濂介绍说："乡之诸医，始皆大惊，中而笑且排，卒乃大服，相推尊愿为弟子。"吴之器云："学成而归，每治往往以意为之，巧发奇中，按之书，无有也。诸医皆惊，已而讪且排者，卒乃大服，愿为弟子。"戴良亦有类似说法。据考证，丹溪入室弟子有姓名可考者即近二十人，再传弟子有赵友亨、赵友同、夏建中、李肃、朱文楛、冯彦章、袁宝、王彬、王宾、王彦昭、楼宗望、楼宗起、王伯承、许湛、刘纯等，三传、四传有陈有戒、俞士朝、李赍、仰瞻、朱宗善、韩叔旸、盛寅及其子弟孙侄盛宏、盛僎、盛伦、盛恺、王观、沈仲实、沈承先、陶洁、王天萌、王经、李懋、刘毓等，有数十人之多。而私淑其学者不可胜数，遍布全国，大体有三种情形：一是如程允、杨楚王、卢和、方广、高子正等私淑丹溪之学，编纂修订《丹溪心法》系列著作，是传播丹溪之学的功臣；一是如虞抟、王纶、汪机等发扬光大丹溪学说并参以己见，形成自己的学术思想，并造成深远的影响；一是如蒋用文及其子主善、主敬、主忠、主孝，和王世相、卢铣等私淑丹溪之学，并在实践中运用体验，有心得有经验，人数众多而默默无闻，是丹溪学派的基础，并使之具有实践和理论的生命力。

朱丹溪学术继承前贤，取诸家之长而有所弘扬专擅，独树一帜，其医学成就对明代的学术与临床影响最为卓著，明代众多医家尊崇其学术思想及临证经验，投其门下者亦众多。考其源流，嫡传的丹溪学派以赵震道、赵以德、戴思恭、王履、刘纯最为代表，他们不仅完整地继承了朱丹溪的医学思想与临证经验，又是其学说的传人。作为朱丹溪的亲授弟子，他们宗朱丹溪的学术之旨，又不拘门户之见，其在养阴、治火、治痰、解郁等方面的成就与丹溪的启发是分不开的。另有虞抟、王纶、汪机、徐彦纯等亦接受其学术思想，甚至远传海外，为日本医学家所推崇。由此，丹溪所创之学说被发展成一个学术流派——丹溪学派。正如前人所说，丹溪学派的特点一是传人大都出身世家大族，具有良好的文化素养，多是"儒而兼医"者，所以有能力将丹溪的学术思想进一步发扬光大；二是弟子众多，影响力巨大；三是丹溪学派的很多代表人物在中国医学史上均有着深远的影响，如汪机，他继承发展了丹溪的气血杂病论，既是明代温补大师孙一奎的先生，又是新安医学的奠基人，其新感学说突破了温病都属伏邪化热的传统观念，开拓了温病学派的思路。

总的来说，朱丹溪医学思想独树一帜，对明代的学术与临床影响最为卓著，除丹溪弟子之外，另有很多医家也禀丹溪之说，并将其发扬光大。

（二）朱丹溪的弟子

朱丹溪 63 岁时，浦江赵良仁、戴思恭、戴尧、赵良本等，同日就学于丹溪。其他如金华赵道震，江苏王安道、刘叔渊，绍兴徐彦纯，丽水楼厘，义乌虞诚斋等，亦先后来就学。现将朱丹溪众弟子简介如下：

赵良仁，字以德，浙江浦江人。据《姑苏志・人物》记载："王鏊云：赵良仁，字以德。其先于宋有属籍。良仁少试史宪司，即弃去，从丹溪朱彦修学医。治疗多有奇效，名动浙东西……张氏据吴，良仁挈家去浙。后复来吴，占籍长洲，以高寿终。"据《浦阳赵氏宗谱》载："良仁号云居，为良本之弟，自幼与兄师事吴莱、柳贯，会戴士尧挈子思恭将至义乌从学于丹溪，良仁兄弟从父命偕行。丹溪见其颖悟绝伦，遂尽传其学。"他曾从柳贯游，后柳贯奉诏进京，勉励良仁从丹溪学医。当时良仁 28 岁，丹溪见其聪明绝伦，遂授以《素问》《难经》。又见其志诚，乃尽前人所发明者而极言之。三年后，良仁遂从丹溪临诊切脉；再过三年，丹溪令其诊治，某是某非，则校正之。据良仁自述："从先生学十余年而来苏州。"其在苏州行医，多奇效，名动浙东西。撰有《丹溪药要或问》，深得丹溪治疗杂病的要旨。另撰有《金匮方论衍义》，为现存最早的《金匮要略》注释专著。良仁所注部分体现了丹溪学术思想的特色。

戴思恭，字原礼，明初浙江浦江人，与父戴尧同学于丹溪。丹溪"倾之授之"，他从学时间最长，有近20年之久，岁或十余往返，遂尽得丹溪之学。戴原礼是朱丹溪众弟子中最得师传者，为丹溪最得意的弟子之一。他中年行医苏州，医道大行，奇验者甚众，驰名江浙。明代洪武年间，戴原礼被征为御医，历任太医院使，被誉为"国朝之圣医"。戴氏致力于发扬朱丹溪学术，著有《证治要诀》12卷，论述内外各科杂病，理趣深远。他还校补《金匮钩玄》一卷，手稿为明代医家汪机所见，阐发各种杂病证治，大体均以清热滋阴为宗，对朱丹溪学术思想有颇多发挥。此外，还由其门人陈桷校刊，著成《推求师意》2卷（1519年刊）。现存戴思恭1443年编辑的《丹溪医按》抄本。戴氏的学术思想，在丹溪"阴易乏，阳易亢"的基础上加以阐发，形成以血气言阴阳的论点。他尤为强调"火"的危害，且认为人身之火，除君相之火之外，各脏皆有。其对朱丹溪"人身诸病，多生于郁"的观点加以发挥，对气郁、湿郁、痰郁、血郁、热郁、食郁等"六郁"的辨证治疗阐述和体会较多，反对滥用燥热、温补之药，倡用滋阴降火治法。可以说，戴氏作为丹溪的嫡传弟子，他对丹溪学说既有继承，又有发展，扩大了丹溪学说的应用范围。戴原礼系丹溪学派之中坚力量，其弟子汪机等也对朱丹溪学术有所发展。

王履，字安道，江苏昆山人。王履是明代颇具影响力的丹溪学派代表医家。据《昆山县志》记载，王履著有《百病钩玄》《医韵统》等，均佚。他对《内经》《难经》《伤寒论》有深入的研究和发挥。现仅存《医经溯洄集》。王履重视中医经典，亦尊朱丹溪学术，在"亢害承制""阴阳虚实补泻"等方面有独特的见解，得到后世医家的赞许。在辨析伤寒和温病时，他提出湿热病以清里热为主，对后世温病学派有一定的影响，为后世温病学派和温病学理论的发展奠定了一定的基础。王履的学说和观点体现了朱丹溪的学术影响，并在其基础上有所补充和发挥。

赵道震，字处仁，金华人，为丹溪弟子。"凡轩岐以下医书，靡不精究。"赵氏医德高尚，尤精于运气学说，著有《伤寒类证》，已佚。洪武时，迁安徽定远县。

除以上弟子外，尚有私淑弟子，其中如王纶、虞抟、汪机等，均对丹溪学说有发挥和补充。

王纶，字汝言，浙江慈溪人。明成化时进士，曾任都御史、巡抚湖广等职。平时钻研医学，私淑丹溪。著有《明医杂著》。王纶很推崇"阴常不足，阳常有余"之说，平时治病不但加重了大补阴丸中龟板的用量，并且认为补阴之药，自少年至老年都不可缺少。王纶又将丹溪学说与东垣之学结合起来讨论，对内伤发热概括为阴虚发热、阳虚发热两种。这不但对丹溪学说有所发挥，而且对推广丹溪学说起到了重要的作用。

虞抟，字天民，浙江义乌华溪人。明代中期著名医家，自号华溪恒德老人。《金华府志》记载："义乌以医名者，代不乏人，丹溪之后，唯抟为最。"曾叔祖诚斋为丹溪弟子，父南轩私淑丹溪，一家均受业于朱丹溪门下，得师尊亲诲良多，医术甚精。虞抟继承发挥朱丹溪学说，其学术上以朱丹溪为宗，集张仲景、孙思邈、钱乙、李杲诸家之精华，融会贯通。虞抟一生著述甚丰，著有《医学正传》8卷、《方脉发蒙》6卷，还著有《证治真铨》《苍生司命真复方》《百字吟》《半斋稿》等医书。《医学正传》中，诸病总论皆采《内经》要旨，脉法取王叔和，伤寒宗张仲景，内伤宗李东垣，小儿尊钱乙，余病均以朱丹溪为主，为弘扬朱丹溪之说发挥了重要作用。虞抟之论认为"气虚者，气中之阴虚"，可用补中益气治之；"血虚者，血中之阴虚"，可用君子汤。他又认为血虚亦可用补中益气汤，为阳生阴长之理。其主要著作为《医学正传》等。日本延寿玄朔非常赞赏虞抟的《医学正传》，认为是"承丹溪先生之遗流而述作之书也。"后延寿玄朔把此书作为课徒的教材，对中日医学交流做出了积极的贡献。

汪机，字省之，世居安徽祁门之石山，故自号石山居士。父渭，亦精医，私淑东垣、丹溪之学。汪机继父业学医，著作颇多，有《外科理例》等，弟子整理有《石山医案》。汪机之论，以营卫立说，强调补营中之气，故其治病善用参、芪。其学本丹溪而有发展和补充。

三、后世发挥

朱丹溪凭借其丰富的临床经验和独到的理论，其学说历经元、明、清以至于近现代，研究者众多，其学说经久不衰。其师从弟子众多，而且通过师徒授受，学派流传，学说风行全国。他门人众多，对明清医学家影响非常深广，金元诸大家皆难以与其相比。正因为此，朱丹溪和他所创立的丹溪学派，对后世中医学理论的发展产生了深远的影响。

（一）对"滋阴学说"的发挥

朱丹溪创立滋阴说，以养阴派彪炳于世。金元其他三家中，刘完素、张子和、李东垣治病均各有所长，但都缺少治疗阴虚而相火妄动的方法。而朱丹溪所强调的"收心养心""节食节欲"，勿妄动相火以保持阴精等养生和治病的思想正好填补了这一空白。他在治疗上善用滋阴降火之法，其意即在补不足之阴以配阳，泻有余之火以护阴，使阴平阳秘，水升火降。朱丹溪滋阴降火的常用药物为黄柏、知母。《本草衍义补遗》中论述黄柏有"泻火为补阴之功"，知母可"止嗽清肺、滋阴降火"。《丹溪心法·补损门》所载大补丸（又名大补阴丸）降阴火，补肾水，是丹溪滋阴降火的名方。后世对此方评价很高，如《医宗金鉴·删补名医方论》说："是方能骤补真阴，承制相火；较之六味丸，功效尤捷。"丹溪还常用四物汤加黄柏、知母降火补阴。《丹溪心法》说，"阴虚证本难治，用四物汤加炒黄柏降火补阴","午后嗽多者属阴虚，必用四物汤加知母、炒黄柏降火","四物汤加炒黄柏是降火补阴之妙剂，甚者必加龟板"。王纶在《明医杂著》中指出："丹溪发阳有余阴不足之论，用四物汤加黄柏、知母，补其阴而火自降，此用血药以补血之不足者也。"

从朱丹溪的大补阴丸之类的方剂中可以看出，朱丹溪对于知母、黄柏的应用是非常灵活的，决不是一成不变，也不是专病专方，原书在大补丸后面有自注曰："气虚者，以补气药下；血虚者，以补血药下。"孙一奎曾称誉他"认病最真，投剂最确"。朱丹溪的滋阴降火法和大补阴丸也对后世治疗阴虚火旺证提供了思路和方法，如后世的知柏地黄丸、知柏四物汤、河车大造丸和妇科常用的固经丸、愈带丸等，均是沿袭了朱丹溪的学术思想而演变发展的。

（二）对"阳有余阴不足论"的发挥

丹溪提出的"阳有余阴不足论"是丹溪学派的核心学术思想，其传人对此多有发挥。如王纶说："人之一身，阴常不足，阳常有余，况节欲者少，过欲者多。精血既亏，相火必旺，火旺则阴愈消，而劳瘵、咳嗽、咯血、吐血等症作矣。"又说："故宜常补其阴，使阴与阳齐，则水能制火而水升火降，斯无病矣。"故丹溪先生发明补阴之说，谓专补左尺肾水也。汪机谓："丹溪论阳有余阴不足，乃据理论人之禀赋也！无非诚人保守阴气，不可妄损耗也。"以上两家既道出了丹溪"阳有余阴不足"的真谛，又有自己的独到看法，且能紧密联系临床实际，并突出养生护阴这一主旨，确是对丹溪此论的阐扬，难能可贵。

除丹溪学派自身对"阳有余阴不足论"的发挥之外，历代医家对此也有自己的理解，后人对此见仁见智，各自理解不同，认识不一。大体上讲有两类见解。一种见解是认为丹溪此论说的是养生方面，气血阴阳的有余不足属于生理之现象，养护人体应当时常顾护阴精。如戴良的《丹溪翁传》

可称是最早的丹溪学术评论，其归纳"阳有余阴不足论"为两个问题，一是气常有余血常不足，"何为其然也"？二是"今欲顺阴阳之理而为摄养之法，如之何则可"。一论"阴阳之理"，一论"摄养之法"，前者是后者前提，后者是前者合乎逻辑的结果。再如汪机，他在《营卫论》中说"丹溪论阳有余阴不足"，"乃据理论人之禀赋也"，目的"无非诫人保守阴气，不可妄损耗也"，"此丹溪所以立论垂于后也，非论治阴阳之病也"。可见汪氏是视此为养生之论的。他将丹溪所倡导的"阳有余而阴不足"，进一步发挥成"气有余而血不足"。汪氏医学思想是重视气血，以气血论治见长，此论，也是他从气血的角度对"阳有余阴不足论"的发挥。另一种见解是认为丹溪此论指的是论述疾病的病因病机。阴阳的有余不足是病理状况下的基本机理，为丹溪滋阴论的理论基础。

（三）对"气血痰郁"四伤学说的发挥

可以说，朱丹溪以"气血痰郁"为辨证纲领来诊疗杂病，其对后世的影响绝不亚于他的"滋阴学说"和"阳有余阴不足论"。明代王纶在私淑丹溪之学的基础上，也提出"丹溪治病不出气血痰郁，故用药之要有三。气用四君子汤，血用四物汤，痰用二陈汤。久痰属郁，立治郁之方，曰越鞠丸"。故其治病，主张分别根据气、血、痰，参以治郁之四法，认为"四法者，治病用药之大要也"。（《明医杂著·医论》）

明代薛己深受王纶的影响，他认为："脾胃为气血之本，若阳气虚弱而不能生阴血者，宜用六君子汤；阳气虚寒而不能生阴血者，亦用前汤加炮姜；若胃土燥热而不能生阴血者，宜用四物汤；若脾胃虚寒而不能生阴血者，宜用八味丸。其余当更推五脏相互生克而调补之。"他在重视温补的同时考虑到气血之不同，可以说是对朱丹溪之"气血痰郁"辨治杂病的进一步发挥。

清代程钟龄也对"气血痰郁"辨证做了比较全面的概述和进一步的总

结。《医学心悟》中说："杂症主治四字者，气、血、痰、郁也。"他强调要分辨标本虚实、轻重缓急来审病求因，并从方药上做了扩充。"气虚者，宜四君辈，而气实者，则香苏、平胃之类可用也。血虚者，宜四物辈，而血实者，则手拈、失笑之类可用也。寻常之痰，可用二陈辈，而顽痰胶固致生怪症者，自非滚痰之类不济也。些小之郁，可用越鞠、逍遥辈，而五郁相混，以致腹膨肿满、二便不通者，自非神佑、承气之类弗济也。""气用补中，而参以八味，益气之源也。血用四物，而参以六味，壮水之主也。痰用二陈，而兼以六君，补脾土以胜湿，治痰之本也。郁用越鞠，而兼以逍遥，所谓以一方治木郁而诸郁皆解也。"并进一步对治疗原则进行了讨论。"大抵寻常治法，取其平善。病势坚强，必须峻剂以攻之，若一味退缩，则病不除，而不察脉气，不识形情，浪施攻击，为害尤烈，务在平时将此气、血、痰、郁四字，反复讨论，曲尽其情，辨明虚实寒热，轻重缓急，一毫不爽则临证灼然，而于治疗杂症之法，思过半矣。"

可以说，朱丹溪所提出的"气血痰郁"辨证理论在杂病辨证中起到了提纲挈领的作用，开辟了杂病辨证施治的途径，进一步丰富了中医对于疾病辨证施治的理论体系，也可以说是后世病因辨证、脏腑辨证、气血津液辨证、经络辨证等辨证方法的基础。

四、国外流传

金元医家的成就，不仅影响了中国医学的发展，而且在明代东传日本、朝鲜，在日本和朝鲜的汉医中得到了广泛的传播。在朝鲜，《医方类聚》和《东医宝鉴》编撰时参考了朱丹溪及其门人的医学著作，崇尚丹溪"气血痰郁"四伤理论，还引用了大量方药；率先在日本传播朱丹溪学说者，是日本汉医"后世派"的创始人田代三喜。1487 年，他作为日本僧人来到中国，跟随当时在杭州钱塘的日本僧医月湖学习医学。月湖是虞天明（丹溪私淑弟子）的弟子，所承正是朱丹溪学术。田代三喜在华12年，潜心研习医术，博采金元诸家学说，专攻李东垣、朱丹溪学术，尤其崇尚朱丹溪学说。

1498年，田代三喜学成归国后，便大力倡导金元医学，特别崇尚朱丹溪学术。其回国后成立"丹溪学社"，奉丹溪翁为医中之圣，促使日本汉医有了长足的发展。田代三喜深受朱丹溪"气血痰郁"学说的影响，后传其学术至弟子曲直濑道三、再传弟子曲直濑玄朔等。日本汉医"后世派"在辨治杂病方面承袭了朱丹溪论治气、血、痰的独到之处，明确地将体内致病因素归纳为气、血、痰，并且相应确立了一套处方用药的思路与方法，"随方土而异"进行临床实践，使之更趋于日本化。曲直濑玄朔非常重视朱丹溪的学说，其所著《十五指南篇》告诫后人说"辨治诸证以丹溪为主"，强调"杂病法于丹溪"。

综上所述，朱丹溪对以田代三喜为首的日本后世派医家有着深刻的影响。日本汉医后世派医家在传播与实践金元诸家学术，尤其在传播和运用朱丹溪学术方面功不可没，同时也促成了江户时代日本汉医流派纷呈、学术争鸣的繁荣局面。

数百年来，丹溪学派以及丹溪学说薪火相承，发展至今，是中医发展史上的一朵奇葩，极大地促进了中医学术的发展，更促进了中医理论与临床实践的发展，值得我们深入探讨和挖掘其内涵，以飨后学。

朱丹溪

参考文献

［1］元·朱丹溪.格致余论［M］.北京：人民卫生出版社，2005.

［2］元·朱丹溪.丹溪心法［M］.北京：人民卫生出版社，2005.

［3］元·朱丹溪撰，明·戴原礼校补.金匮钩玄［M］.北京：人民卫生出版社，2006.

［4］元·朱丹溪，清·汤久望校辑.脉因证治［M］.北京：中国中医药出版社，2006.

［5］元·朱丹溪.丹溪手镜［M］.北京：中国中医药出版社，2006.

［6］明·江瓘.名医类案［M］.北京：人民卫生出版社，1957.

［7］义乌县志编撰委员会编.义乌县志［M］.杭州：浙江人民出版社，1987.

［8］姜春华.历代中医学家评析［M］.上海：上海科学技术出版社，1989.

［9］章真如.朱丹溪学术考论［M］.北京：中国中医药出版社，1994.

［10］刘知觉.丹溪学研究［M］.北京：中医古籍出版社，2004.

［11］任应秋.任应秋中医各家学说讲稿［M］.北京：人民卫生出版社，2008.

［12］钱穆.宋明理学概述［M］.北京：九州出版社，2010.

［13］黄政德."阳常有余，阴常不足论"质疑［J］.湖南中医学院学报，1989，1：26-27.

［14］俞欣玮，张炫炫.略谈丹溪养生观［J］.浙江中医学院学报，1990，3：50-51.

［15］裴凤玉.丹溪脾胃学说钩沉［J］.山东中医学院学报，1990，2：46-48.

［16］万惠黎.朱丹溪妇科医案选按［J］.泸州医学院学报，1992，4：283-286.

［17］傅三兴.管窥朱丹溪学说成因及对后世的影响［J］.浙江中医学院学

报，1995，1：6.

［18］宋经中.湿热相火为病最多——丹溪对东垣之学的继承和发展［J］.
上海中医药杂志，1993，7：30-32.

［19］张志远.学习各家学说应重视实践［J］.浙江中医学院学报，1991，5：
4-5.

［20］任渭丽，董兴武.李中梓张景岳朱丹溪叶天士辨治疑难病举隅［J］.
陕西中医函授，1992，1：22-24.

［21］方如丹.朱丹溪产后用药特点新探［J］.长春中医学院学报，1995，4：5.

［22］陈利琳.从《格致余论》看朱丹溪的养生思想［J］.云南中医学院学
报，1995，2：43-46.

［23］刘时觉.《丹溪心法》及朱氏相关著作考［J］.中华医史杂志，1995，2：
111-113.

［24］杨宝元.浅谈朱丹溪的滋阴降火法［J］.河北中医，1996，18（5）：3-4.

［25］沈红.论朱丹溪对日本汉方后世派之影响［J］.中医文献杂志，1997，
2：8-9.

［26］全世建.朱丹溪对消渴病论治的研究［J］.湖北中医杂志，1998，6：
13-14.

［27］刘时觉.援儒入医相得益彰——朱丹溪医学哲学思想评述［J］.医古
文知识，1998，1：4-10.

［28］刘时觉.丹溪九族师友考［J］.中华医史杂志，1998，2：45-50.

［29］金戈.朱丹溪对老年养生理论的贡献［J］.甘肃中医，2000，5：2-3.

［30］郑培基.朱丹溪养老观探微［J］.江苏中医，2000，6：41.

［31］刘时觉.朱丹溪弟子续考［J］.医古文知识，2000，2：25-29.

［32］邵景丽，慕建华，石建民.朱丹溪痰证论治特点探析［J］.四川中医，
2001，2：4-5.

［33］尚力.浅析朱丹溪的"动静观"与理学之关系［J］.上海中医药杂志,2002, 6：37-39.

［34］施仁潮.朱丹溪调摄瘀证特色［J］.内蒙古中医药,2002, 5：36.

［35］李芳平.朱丹溪从痰论治中风的临床经验研究［D］.湖南中医学院,2002.

［36］卫敏.朱丹溪用药配方特点浅析［J］.江西中医药,2003, 3：12-13.

［37］郭秀琴.丹溪辨痰探赜［J］.四川中医,2003, 8：3-4.

［38］贾成祥.《丹溪翁传》注释辨难［J］.河南中医学院学报,2003, 6：63-64.

［39］郑海文,周向锋,方虹,等.丹溪养阴学理论研究［J］.金华职业技术学院学报,2003, 4：4-7.

［40］江克明.朱丹溪滋阴降火法探析［J］.中医文献杂志,2003, 4：19-20.

［41］张玉泉,马晓霞.朱丹溪从痰论治杂病探析［J］.河南中医,2004, 5：5-6.

［42］尤虎.浅谈朱丹溪、张景岳之阴阳观［J］.国医论坛,2004, 4：46-47.

［43］高启龙.试论朱丹溪"清养"脾胃思想［J］.江苏中医药,2004, 11：4-5.

［44］蔺焕萍.朱丹溪与"六郁"学说［J］.陕西中医学院学报,2004, 6：12-14.

［45］周向锋,郑海文,郑磊.朱丹溪论治血证特色探析［J］.浙江中医杂志,2005, 8：332-333.

［46］赵鸿君.朱丹溪医学思想的理学内涵探析［J］.中国中医基础医学杂志,2005, 12：935-936.

［47］闫平,朱文玲.朱丹溪《格致余论》学术思想探析［J］.辽宁中医药

大学学报，2006，4：32-33.

［48］王晓冰，侯丽辉，满玉晶，等 . 朱丹溪从痰论治月经病之探析［J］. 时珍国医国药，2006，11：2345.

［49］吴建林，张继伟，吴宏赟 . 浅谈《格致余论》食养思想［J］. 广州中医药大学学报，2007，2：162-164.

［50］郭文岗，吴志刚 . 浅谈朱丹溪阴虚治疗从脾胃的特点［J］. 贵阳中医学院学报，2007，2：51-53.

［51］张亚辉，张仁岗 . 读丹溪《格致余论》之所得［J］. 中华中医药学刊，2007，5：1024.

［52］孙益，许淑怡 . 朱丹溪痛风学说浅谈［J］. 国医论坛，2007，5：14.

［53］金芷君 . 论《丹溪手镜》的辨证论治特色［J］. 四川中医，2008，12：51-53.

［54］赵书锋，郝贤，王世勇 . 朱丹溪痛风学说古今论［J］. 中医药学报，2008，1：6-7.

［55］吴名波，沈鹰 . 浅议朱丹溪对痹证的贡献［J］. 天津中医药，2008，4：309-310.

［56］许振国，刘军 . 丹溪"倒仓法"奥义探析［J］. 河南中医学院学报，2008，5：95-96.

［57］申惠鹏 . 朱丹溪郁病证治及其代表方探析［J］. 新中医，2008，10：107-108.

［58］尚力 . 理学动静观对金元医家的学术影响［J］. 上海中医药杂志，2009，1：66-67.

［59］郑贵良 . 养阴法的形成与发展概论［J］. 河南中医，2009，12：1155-1156.

［60］李清，潘桂娟 . 朱丹溪"六郁"学说浅析［J］. 中国中医基础医学杂

志，2010，2：93-95.

［61］斯军民.浅谈朱丹溪相火论［J］.江西中医药，2010，2：15-17.

［62］李海峰，陈正，周国琪.论《格致余论》的辨治特色［J］.中医文献
杂志，2010，2：17-18.

［63］杨俐，尹方，苏凯.丹溪治痰思想及方药浅析［J］.四川中医，2010，
8：45-46.

［64］陈正，谭翔文，李海峰.试论朱丹溪辨证论治之脾胃观［J］.上海中
医药杂志，2010，12：17-19.

［65］宋令先.论朱丹溪对痰病诊治的贡献［J］.中国民族民间医药，2010，
24：22-23.

［66］贝新法，贝芹，江凤鸣.丹溪治痿痹南泻补北法浅析［A］.中华中医
药学会风湿病分会.中华中医药学会风湿病分会2010年学术会论文
集［C］.北京：中华中医药学会风湿病分会，2010：2.

［67］董小波，方向明，李燕红.浅述朱丹溪对痰证的论治经验［J］.河南
中医，2011，1：23-25.

［68］李海峰，陈正，周国琪.朱丹溪吐法探要［J］.中国中医基础医学杂
志，2011，8：832-833.

［69］宋大桥.浅论丹溪治痰特色［J］.江西中医药，2011，5：9-11.

［70］牟雄，何良清.略论朱丹溪滋阴降火［J］.四川中医，2011，10：
39-40.

［71］杜松，张玉辉.丹溪学派形成及其影响［J］.云南中医学院学报，
2011，6：1-3.

［72］王勇，戴其舟.朱丹溪郁证论治思想探析［J］.内蒙古中医药，2011，
8：132.

［73］苏海臣，和金玲.读《格致余论·阳有余阴不足论》谈朱丹溪的学术

思想［J］.内蒙古中医药，2011，6：130.

［74］程志文.朱丹溪鼓胀论治特色探讨［J］.中医药临床杂志，2012，1：1-2.

［75］占永标.浅析朱丹溪辨治泄泻特色［J］.河南中医，2012，5：568-569.

［76］傅安安，徐艳玲.朱丹溪治咳经验［J］.实用中医内科杂志，2012，3：27-28.

［77］刘维，吴晶金.浅析丹溪痹证辨治特色［J］.天津中医药，2012，2：153-154.

［78］刘玉良，王步球.《丹溪心法》辨治胃病的特色与成就［J］.中医杂志，2012，16：1432-1434.

［79］张琼.丹溪"郁证"证治特点分析［J］.江西中医药，2012，4：7-8.

［80］盛增秀.丹溪学派探要（上）［J］.浙江中医杂志，2012，11：781-783.

［81］盛增秀.丹溪学派探要（下）［J］.浙江中医杂志，2012，12：861-863.

［82］施仁潮，张素华，刘丹.丹溪上中下痛风方探赜［J］.中华中医药杂志，2013，2：436-438.

［83］郭娟，魏宁颐，张艳，等.浅谈丹溪学派"滋阴"与温病学派"顾阴"理论对燥证治疗的指导作用［J］.中医药导报，2013，6：1-2.

［84］朱林平，徐宗佩.朱丹溪"六郁学说"与脾胃关系谈［J］.天津中医药，2013，8：482-483.

［85］孙国珺，顾耘.《丹溪心法》治痰浅析［J］.中国中医药现代远程教育，2013，20：133-134.

［86］贾玉聪.朱丹溪治喘经验谈［J］.中国中医基础医学杂志，2014，9：1186，1232.

［87］王英.《脉因证治》学术特色探讨［J］.浙江中医杂志，2014，12：859-860.

［88］胡玉翠，汪伟，段雷.浅谈朱丹溪及其弟子论郁证［J］.浙江中医药

大学学报，2014，12：1387-1388，1392.

［89］蔡彦，庄轰发，钟亮环，等．略论《丹溪心法》治哮之要［J］．新中医，2015，3：277-278.

［90］张弓．朱丹溪六郁理论学术思想研究［D］．黑龙江中医药大学，2013.

［91］李芳平．朱丹溪从痰论治中风的临床经验研究［D］．湖南中医学院，2002.

［92］王静．基于朱丹溪滋阴思想的证治规律研究［D］．山东中医药大学，2012.

［93］陈世繁．朱丹溪临床经验与用药特色研究［D］．北京中医药大学，2006.

［94］赵琼．朱丹溪痰证学术思想研究［D］．山东中医药大学，2006.

汉晋唐医家（6名）

张仲景　王叔和　皇甫谧　杨上善　孙思邈　王　冰

宋金元医家（18名）

钱　乙　成无己　许叔微　刘　昉　刘完素　张元素
陈无择　张子和　李东垣　陈自明　严用和　王好古
杨士瀛　罗天益　王　珪　危亦林　朱丹溪　滑　寿

明代医家（25名）

楼　英　戴思恭　王　履　刘　纯　虞　抟　王　纶
汪　机　马　莳　薛　己　万密斋　周慎斋　李时珍
徐春甫　李　梴　龚廷贤　杨继洲　孙一奎　缪希雍
王肯堂　武之望　吴　崑　陈实功　张景岳　吴有性
李中梓

清代医家（46名）

喻　昌　傅　山　汪　昂　张志聪　张　璐　陈士铎
冯兆张　薛　雪　程国彭　李用粹　叶天士　王维德
王清任　柯　琴　尤在泾　徐灵胎　何梦瑶　吴　澄
黄庭镜　黄元御　顾世澄　高士宗　沈金鳌　赵学敏
黄宫绣　郑梅涧　俞根初　陈修园　高秉钧　吴鞠通
林珮琴　章虚谷　邹　澍　王旭高　费伯雄　吴师机
王孟英　石寿棠　陆懋修　马培之　郑钦安　雷　丰
柳宝诒　张聿青　唐容川　周学海

民国医家（7名）

张锡纯　何廉臣　陈伯坛　丁甘仁　曹颖甫　张山雷
恽铁樵